Moustiques et maladies au Cameroun

Les défis de la biologie dans la lutte antivectorielle

Ferdinand NANFACK-MINKEU

Moustiques et maladies au Cameroun

Les défis de la biologie dans la lutte antivectorielle

L'Harmattan
Cameroun

5-7, rue de l'Ecole-Polytechnique, 75005 Paris

http://www.editions-harmattan.fr

ISBN : 978-2-343-24111-1
EAN : 9782343241111

Remerciements

Mes sincères remerciements à tous ceux qui ont contribué à cet ouvrage par des relectures, des suggestions, la rédaction d'un ou plusieurs paragraphes et l'envoi des photos. Il s'agit des chercheurs et/ou d'enseignants ci-dessous et par ordre alphabétique :

Dr KAMGANG Basile
Chef du département d'entomologie médicale
Centre de recherche pour les maladies infectieuses (CRID), Yaoundé, Cameroun

Dr LEQUIME Sebastian
Professeur assistant
Chef du groupe écologie des virus et évolution
Université de Groningen, Groningen, Pays-Bas

Dr MITRI Christian
Chercheur dans l'unité génétique et génomique des Insectes Vecteurs
CNRS UMR2000 : génomique évolutive, modélisation et santé (GEMS)
Institut Pasteur de Paris, France

Dr NCHOUTPOUEN Élysée
Chercheur indépendant, Yaoundé, Cameroun

Dr NJABO Kevin
Directeur associé, directeur Afrique du centre pour la recherche tropicale
Professeur assistant temporaire
Université de Californie, Los Angeles, USA

Dr TABUE Raymond
Chef d'unité de lutte intégrée contre les vecteurs
Programme national de lutte contre le paludisme, Yaoundé, Cameroun

Dr ZEUKENG Francis
Enseignant/chercheur
Université de Buéa, Buéa, Cameroun

Sommaire

Avant-propos

Les mythes naissent où la connaissance est absente. L'écriture de cet ouvrage m'a permis de déceler plusieurs mystères en explorant la riche et dense faune culicidienne du Cameroun. Le livre présente de manière simple et d'une complexité graduelle les principaux moustiques anthropophages rencontrés dans ce pays du golfe de Guinée. Ces moustiques sont responsables du plus grand nombre de morts et de malades associés aux maladies infectieuses au Cameroun. Ils représentent donc l'un des plus puissants ennemis dans ce pays d'Afrique subsaharienne. Cette puissance est manifestée au quotidien et ses effets sont perceptibles et démontrent un traumatisme profond et pérenne. Ainsi, au Cameroun, toute fièvre est un palu, diminutif de paludisme, maladie transmise par les moustiques, endémique et l'une des plus meurtrières. Ce traumatisme souligne surtout une mauvaise connaissance de cette parasitose, puisque la fièvre peut être due à un syndrome grippal, des filarioses, des arboviroses et autres maladies. Par conséquent, le paludisme est abordé avec des éléments simples et complexes visant respectivement tout public et des spécialistes. Des méthodes innovantes et complémentaires sont présentées pour mieux lutter contre les vecteurs du paludisme, les moustiques du genre *Anopheles* ; et des arboviroses qui sont les *Culex* et les *Aedes*. Les entraves à la lutte antivectorielle sont énumérées et les recommandations sont faites pour pallier ces entraves. Comme dans tous les pays du monde, les arboviroses sont négligées au Cameroun. Ce livre démontre une spécificité camerounaise dans la transmission des arbovirus assurée en majorité par les moustiques du genre *Aedes*. Contrairement aux *Culex* qui sont les plus abondants au Cameroun et dont le rôle pathologique n'a pas encore été établi.

Au-delà des pistes de recherche qui sont abordées dans cet ouvrage dont le but principal est d'informer un public francophone privé d'informations à jour, ce livre va stimuler l'entomologie médicale et l'arbovirologie au Cameroun. Ce pays n'a pas d'école ou filière consacrée à l'étude des maladies transmises par les moustiques. Cet ouvrage pourrait permettre de corriger cette insuffisance afin de réduire la mortalité, la morbidité et les mythes causés par les moustiques.

Introduction générale

L'étude des insectes, appelée entomologie, gagne en importance, surtout en Afrique où certains insectes sont comestibles et d'autres sont vecteurs de nombreuses maladies. Dans ce dernier groupe, on retrouve les moustiques qui causent des maladies humaines dont les plus redoutables sont le paludisme, les filarioses et plusieurs arboviroses. Les moustiques forment le groupe d'insectes les plus impliqués dans la propagation des pathogènes et la dissémination des maladies humaines et animales. Dans l'écologie vectorielle, ils peuvent servir de vecteurs biologiques et d'hôtes pour la réplication des pathogènes, ou des vecteurs mécaniques transportant des organismes entre différents hôtes sans servir de site de réplication du pathogène. L'Afrique subsaharienne héberge de fortes diversités et densités des populations de moustiques connues. Il est donc fort raisonnable de constater que les principales victimes des moustiques se trouvent en Afrique subsaharienne où les conditions environnementales sont très propices à la croissance et à la reproduction de ces insectes. Lesdites conditions sont principalement climatiques dont les températures supérieures à 15 °C pendant toute l'année et l'hydrométrie abondante entrainant la persistance des gîtes larvaires dans l'environnement. Ainsi, les moustiques sont présents sur l'ensemble des terres émergées de la planète (à l'exception de l'Antarctique) dès qu'une surface d'eau douce ou saumâtre, même réduite ou temporaire, est disponible dans les milieux forestiers, ruraux et urbains. Les sites de reproduction ou sites d'oviposition sont les eaux stagnantes ou à très faible courant. Ces sites d'oviposition deviennent des gîtes larvaires après éclosion des œufs et peuvent persister après plusieurs cycles de reproduction. Outre les conditions géographiques favorables à la reproduction des moustiques, les cas extrêmes de pauvreté et les mauvaises conditions sanitaires (manque d'hygiène) en Afrique sont également des facteurs exacerbant la transmission des maladies par les moustiques. En effet, le manque de ressources financières limite l'acquisition des outils de prévention ou de lutte contre les maladies transmises par les moustiques. Dans le cas du paludisme, on dénombre plus de cas dans les milieux défavorisés à faibles revenus (Teklehaimanot & Mejia, 2008). Ainsi, depuis les deux dernières décennies, les états endémiques au paludisme sont de plus en plus soutenus par l'Organisation Mondiale de la Santé à travers son programme stratégique de lutte contre le paludisme qui recommande l'utilisation systématique des moustiquaires et une couverture en masse au sein de la population (soit une moustiquaire pour deux personnes). Cette stratégie couplée à la chimio-prévention chez les plus vulnérables (enfants de moins de cinq ans et femmes enceintes) fonctionne bien dans la réduction de la morbidité et de l'incidence du paludisme, malgré des cas de résistance rencontrés. Cependant, en absence de vaccin, plusieurs efforts doivent être consentis pour éliminer cette maladie qui ruine principalement les populations africaines, asiatiques et sud-américaines. Le paludisme tue plus que le syndrome d'immunodéficience acquise (SIDA) et la tuberculose réunis. Ces trois infections partagent les mêmes distributions géographiques et coexistent dans plusieurs régions. C'est donc à juste titre que le combat contre le SIDA et le paludisme font partie des objectifs du millénaire[1]. Malheureusement, aucun vaccin n'est encore

[1] https://www.who.int/fr/news-room/fact-sheets/detail/millennium-development-goals-(mdgs)

disponible contre ces maladies. De plus, les parasites du paludisme ont développé des résistances contre certains antipaludiques. La lutte contre les maladies transmises par les moustiques à l'instar du paludisme, repose majoritairement sur le contrôle de l'expansion des moustiques ou lutte antivectorielle. Le succès de cette dernière passe par ailleurs par une meilleure connaissance de la bio-écologie et de la bionomie des vecteurs. Cet ouvrage présentera les maladies à transmission vectorielle au Cameroun, les populations de moustiques impliquées et les mécanismes de transmission, les avancées récentes de la lutte contre ces maladies, les défis et les propositions pour les futures interventions devant conduire à leur élimination.

Le Cameroun présente une grande diversité de la faune et de la flore. La faune regorge plusieurs insectes d'importance agricole et de santé publique et se classe parmi les plus diversifiées du monde. Il s'agit pour la plupart des vecteurs de maladies ou des vecteurs impliqués dans la transmission des maladies humaines et animales. Parlant du paludisme, au moins 52 vecteurs y ont été recensés (PNLP, 2019). De même, les vecteurs majeurs de virus (arbovirus) et de filaires (filarioses) y sont rencontrés en abondance (Nchoutpouen *et al.,* 2019 ; Tedjou *et al.*, 2019). Ces vecteurs majeurs contribuent majoritairement à la morbidité et la mortalité associées aux maladies. Malheureusement, les études entomologiques au Cameroun et dans plusieurs pays endémiques sont principalement axées sur les vecteurs majeurs, avec pour conséquence une forte négligence des vecteurs secondaires et donc une mauvaise connaissance de leurs impacts en santé publique. De plus, les épidémies ou les cas sporadiques de nouvelles infections (à l'instar des arboviroses comme le Zika, la dengue, la fièvre jaune et le Chikungunya) ont été reportés dans plusieurs pays durant les dernières décennies, ainsi que de nouveaux foyers pour les maladies déjà endémiques telles que le paludisme ou la fièvre jaune. Ainsi, outre leur négligence, quelles sont les compétences des vecteurs secondaires vis-à-vis des nouvelles infections endémiques et sporadiques rencontrées durant ces dernières décennies (2000-2009 et 2010-2019) ? Les vecteurs du paludisme seraient-ils impliqués dans la transmission des autres pathogènes autres que les parasites du paludisme ? Cet ouvrage apportera quelques éléments de réponses et exposera quelques arguments pour davantage étudier les vecteurs négligés. Cet ouvrage permettra au grand public de découvrir les moustiques et aux scientifiques de mieux les comprendre. La mauvaise connaissance des maladies transmises par les moustiques a favorisé la naissance des mythes chez le grand public. Ce livre permettra également d'attirer l'attention des autorités camerounaises sur le bien-fondé et la nécessité de combattre toutes les maladies vectorielles de façon intégrée. En effet, certaines maladies telles que les filarioses et certaines arboviroses sont peu étudiées et combattues, entrainant un manque de données sur les véritables vecteurs de ces maladies et une sous-évaluation de leur prévalence au Cameroun. À titre d'exemple, des citoyens et chercheurs camerounais se demandent avec insistance : quels sont les insectes impliqués dans la transmission des filarioses au Cameroun ? Pourquoi l'absence de cas dus à certaines arboviroses au Cameroun, bien que les vecteurs y soient présents ? Les épidémies de dengue causent de nombreuses hospitalisations et des morts dans des pays étrangers, mais elle reste silencieuse au Cameroun où circulent plusieurs espèces d'*Aedes*. La dengue est transmise par les moustiques du genre *Aedes* qui sont également responsables de la fièvre jaune dont plusieurs épidémies ont été déclarées au Cameroun. Les hypothèses évoquées pour comprendre ces situations de rareté/d'exception et/ou de négligence seraient : i) l'insuffisance des travaux de recherche pour mieux édifier sur l'épidémiologie des arboviroses, ii) la compétence des moustiques vecteurs, iii) les souches des agents pathogènes circulant dans le pays, iv) les variations climatiques et, v) la physiologie des populations exposées (Aubry et *al.,* 2020).

Au Cameroun, le manque d'étude sur les infections tropicales négligées ne concerne pas seulement les arboviroses. Il existe également une forte négligence et une absence d'investigations sur les filarioses lymphatiques, surtout en ce qui concerne les aspects entomologiques. Les campagnes de prévention contre les filarioses (distribution du Mectizan à la population) sont fréquemment organisées au Cameroun, mais les vecteurs demeurent inconnus, pourtant les potentiels vecteurs y sont présents dans les régions incriminées. Les politiques ont donc misé sur la prévention sans toutefois renforcer les recherches sur la compréhension de l'épidémiologie de la maladie. De plus, l'origine de ces filarioses est incomprise du grand public. Ce livre permettra de combler ce déficit d'information et édifiera l'opinion publique sur l'épidémiologie globale des filarioses et arboviroses. En outre, la plupart d'ouvrages en entomologie médicale sont écrits en anglais, et les quelques rares rédigés en français traitent très partiellement des thématiques camerounaises. Les pistes de compréhension seront également détaillées dans cet ouvrage.

Cet ouvrage insistera sur les moyens complémentaires et innovants pour lutter contre les moustiques, vecteurs du paludisme, d'arboviroses et de filarioses. Les vecteurs de chaque infection seront discutés ainsi que les mécanismes de transmission associés. La pérennité de ces maladies dénote bien des insuffisances dans l'efficacité des outils actuels de prévention et de lutte. Ces outils actuels pour la plupart exploitent la toxicité des insecticides pour neutraliser les moustiques. Cet élan positif demeure toutefois questionnable quant aux vues des effets indésirables souvent attribués à l'utilisation des insecticides chez les populations humaines et l'environnement. Les moyens innovants exposés dans cet ouvrage prennent en compte le respect de l'environnement et la protection de la biodiversité. En effet, les changements climatiques et autres facteurs décrits ci-dessus ont provoqué non seulement la diversité des vecteurs, mais aussi leur changement de comportement vis-à-vis des outils déployés dans la lutte antivectorielle. Ce qui a favorisé le développement de nouvels outils « dits de nouvelles générations » plus efficaces et plus performants dans les interventions de santé publique.

L'implémentation de ces moyens innovants nécessite de nombreuses ressources. D'où le dernier chapitre sur les questions d'infrastructures et des ressources humaines dont les insuffisances représentent des entraves dans la lutte contre les maladies transmises par les moustiques. Par exemple au Cameroun, l'ouverture d'une filière d'entomologie devient un impératif, de même que la construction des laboratoires de biosécurité de niveau trois (P3) ou quatre (P4), nécessaire pour mener des études approfondies sur les arbovirus et d'autres pathogènes comme le *severe acute respiratory syndrome coronavirus* 2 (SARS-Cov-2). Ce dernier est l'agent causal de la récente épidémie de coronavirus 2019 (Covid-19) et ne sera pas abordé dans cet ouvrage puisque n'étant pas transmis par les moustiques (Balaraman *et al.,* 2021). Néanmoins, sa présence au Cameroun montre que les frontières de ce pays situé en Afrique subsaharienne, comme celles des autres pays du monde, sont poreuses aux pathogènes. D'où la nécessité d'implémenter une surveillance continue à tous les pathogènes. Cette porosité concerne également les vecteurs des pathogènes puisque le vecteur asiatique du paludisme, *Anopheles stephensi* est déjà présent en Afrique et probablement au Cameroun (Carter *et al.,* 2018 ; Seyfarth *et al*., 2019). Des études récentes démontrent et modélisent une forte adaptabilité d'*An. stephensi* aux écosystèmes africains et cet anophèle aurait une préférence pour des localités urbaines (Sinka *et al*., 2020). Des études entomologiques sont donc requises afin de confirmer ou infirmer ces prédictions. Il s'agit encore ici d'un pan additionnel qui sera discuté dans cet ouvrage qui présente les moustiques identifiés au Cameroun. Ledit ouvrage servira de base pour des études ultérieures d'entomologie médicale et d'arbovirologie.

Références

Aubry F, Dabo S, Manet C, Filipović I, Rose NH, Miot EF, Martynow D, Baidaliuk A, Merkling SH, Dickson LB, Crist AB, Anyango VO, Romero-Vivas CM, Vega-Rúa A, Dusfour I, Jiolle D, Paupy C, Mayanja MN, Lutwama JJ, Kohl A, Duong V, Ponlawat A, Sylla M, Akorli J, Otoo S, Lutomiah J, Sang R, Mutebi JP, Cao-Lormeau VM, Jarman RG, Diagne CT, Faye O, Faye O, Sall AA, McBride CS, Montagutelli X, Rašić G, Lambrechts L. 2020. Enhanced Zika virus susceptibility of globally invasive *Aedes aegypti* populations. *Science*, 370(6519):991-996.

Balaraman V, Drolet BS, Gaudreault NN, Wilson WC, Owens J, Bold D, Swanson DA, Jasperson DC, Noronha LE, Richt JA, & Mitzel DN. 2021. Susceptibility of Midge and Mosquito Vectors to SARS-CoV-2. *Journal of medical entomology*, tjab013. Advance online publication.

Carter TE, Yared S, Gebresilassie A, Bonnell V, Damodaran L, Lopez K, Ibrahim M, Mohammed S, Janies D. 2018. First detection of Anopheles stephensi Liston, 1901 (Diptera: culicidae) in Ethiopia using molecular and morphological approaches. *Acta Tropica*, 188:180-186.

Nchoutpouen E, Talipouo A, Djiappi-Tchamen B, Djamouko-Djonkam L, Kopya E, Ngadjeu CS, Doumbe-Belisse P, Awono-Ambene P, Kekeunou S, Wondji CS, Antonio-Nkondjio C. 2019. Culex species diversity, susceptibility to insecticides and role as potential vector of Lymphatic filariasis in the city of Yaoundé, Cameroon. *PLoS neglected tropical diseases*, 13(4):e0007229.

Programme National de Lutte contre le Paludisme-Cameroun (PNLP). 2019. Plan stratégique national de lutte contre le paludisme au Cameroun 2019-2023, 103p. Consulté le 4 décembre 2020 (https://pnlp-cameroun.org/wp-content/uploads/2020/05/PSNLP-2019-2023-CONSOLIDE-TRANSMIS.pdf).

Seyfarth M, Khaireh BA, Abdi AA, Bouh SM, Faulde MK. 2019. Five years following first detection of Anopheles stephensi (Diptera: Culicidae) in Djibouti, Horn of Africa: populations established-malaria emerging. *Parasitology Research*, 118(3):725-732.

Sinka ME, Pironon S, Massey NC, Longbottom J, Hemingway J, Moyes CL, Willis KJ. 2020. A new malaria vector in Africa: Predicting the expansion range of *Anopheles stephensi* and identifying the urban populations at risk. *Proceedings of the National Academy of Sciences of the United States of America*, 117(40):24900-24908.

Tedjou AN, Kamgang B, Yougang AP, Njiokou F, Wondji CS. 2019. Update on the geographical distribution and prevalence of Aedes aegypti and Aedes albopictus (Diptera: Culicidae), two major arbovirus vectors in Cameroon. *PLOS Neglected Tropical Diseases*, 13(3):e0007137.

Teklehaimanot A, Mejia P. 2008. Malaria and poverty. *Annals of the New York Academy of Sciences,* 1136:32-7.

Première partie :

Connaissance générale sur les moustiques

Chapitre 1 :

Généralités sur les moustiques du Cameroun

Ferdinand NANFACK-MINKEU

Introduction

Le Cameroun est un pays d'Afrique centrale situé dans le golfe de Guinée et qui possède une faune culicidienne diversifiée et peu caractérisée. Cette diversité est liée à son orographie, son hydrographie et ses climats. En effet, le Cameroun a trois principaux climats : un climat tropical soudano-sahélien à l'extrême Nord (Maroua), un climat tropical soudanien au Nord (Garoua) et Adamaoua (Ngaoundéré), et un climat équatorial au sud du pays. Le relief camerounais est constitué des montagnes, des plaines, des plateaux répartis sur tout le territoire. Du Nord au Sud, la moyenne des températures est rarement inférieure à 25 °C et la pluviométrie est assez abondante dans les régions du Sud où deux saisons des pluies existent (Mayi *et al.*, 2019 ; Sighomnou, 2004). Dans les localités forestières du Sud, l'humidité relative moyenne est de 75 % (Mayi *et al.,* 2019). Par ailleurs, toutes les régions du Cameroun ont au moins un cours d'eau, potentiel gîte larvaire pouvant maintenir et alimenter cette faune culicidienne. Ce livre est consacré aux moustiques du Cameroun.

Ayant deux paires d'ailes, les moustiques sont des insectes classés dans l'ordre des diptères et appartiennent à la famille des *culicidae.* Leur métamorphose est complète avec des stades larvaires aquatiques et adultes aériens. La durée entre les stades larvaires et aériens dépend des conditions environnementales. La larve comporte une tête, un thorax et un abdomen segmenté. Ce dernier peut être utilisé pour différencier le genre et les espèces ; mais la larve est rarement utilisée puisque l'identification est plus facile avec les adultes. La larve se nourrit de micro-organismes et donnera une nymphe. La nymphe émergera en adulte. En plus des ailes et pattes, le corps des adultes est également morphologiquement constitué de trois grandes parties : la tête, le thorax et l'abdomen. La tête porte deux antennes, deux yeux, une trompe et deux palpes. Pour ces derniers, la morphologie varie en fonction de l'espèce et du genre. Par exemple, les palpes des femelles sont effilés alors que ceux des mâles sont spatulés et poilus.

Le thorax porte une paire d'ailes et six pattes et relie la tête à l'abdomen segmenté. Le dernier segment en s'éloignant du thorax porte les organes génitaux. Différents micro-organismes tels que des virus, des parasites et des bactéries peuvent être transmis par les moustiques. Les pathogènes transmis par les moustiques sont principalement connus pour les maladies qu'ils causent dont les principaux au Cameroun sont le paludisme (ou Malaria), la fièvre jaune et les filarioses. Le Cameroun fait partie des 11 pays les plus touchés par le paludisme, maladie parasitaire endémique au sein de ce pays et la mortalité y demeure importante. Ces 11 pays enregistrent 70 % des malades et 71 % des décès mondiaux du paludisme (OMS, 2019). La fièvre jaune et les filarioses lymphatiques sont sporadiquement épidémiques et elles sont transmises en Afrique par les genres *Anopheles*, *Aedes*, *Culex* et *Mansonia.* Ces vecteurs ont des biotopes et des comportements trophiques variés en fonction de plusieurs facteurs, dont la température, l'humidité, la présence ou absence des hôtes primaires. En plus de nombreuses maladies, les moustiques entrainent des nuisances sonores et des piqûres chez leurs hôtes. Des études taxonomiques et de systématique ont permis de distinguer les moustiques des autres insectes. L'étude des moustiques, du fait des maladies qu'ils transmettent, est généralement associée à l'entomologie médicale et vétérinaire. Ces disciplines restent encore embryonnaires au Cameroun malgré la persistance des maladies transmises par les moustiques.

1.1 Taxonomie et Classification

Les moustiques appartiennent à l'embranchement des arthropodes, sous-embranchement des antennates ou mandibulates, classe des insectes, ordre des diptères, famille des culicidés, les sous-familles sont anophélines (*Anophelinae*), toxorhynchites (*Toxorhynchitinae*) et culicinés (Carnevale & Robert, 2009). Cette systématique est évolutive et de nouvelles espèces sont continuellement décrites. La sous-famille des *Culicinae* comprend plus de 3000 espèces réparties dans une centaine de genres dont les plus célèbres sont *Culex*, *Aedes, Coquillettidia* (Photo 1) et *Mansonia*.

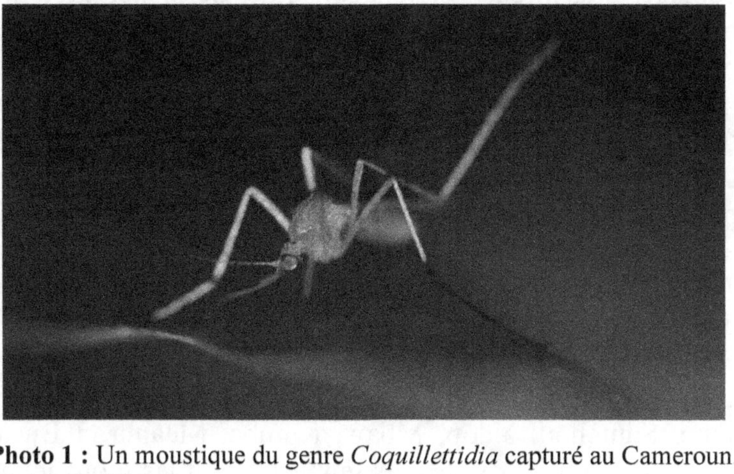

Photo 1 : Un moustique du genre *Coquillettidia* capturé au Cameroun. (Crédit Dr Njabo).

Le *Culex* est le genre le plus dispersé des moustiques dans le monde et est vecteur de plusieurs arboviroses et de paludisme aviaire. Environ 763 espèces de *Culex* ont été recensées dans le monde. Le genre *Aedes* est le principal vecteur des arbovirus au Cameroun et environ 363 espèces ont été répertoriées dans le monde.

Les moustiques appartenant au genre *Mansonia* sont repartis sur 23 espèces et appartiennent au groupe de Mansoniini au même titre que le genre *Coquillettidia* qui compte 57 espèces (Harbach, 2007). Le groupe Mansoniini est également impliqué dans la transmission des arboviroses et des filarioses. Des enquêtes entomologiques ont été réalisées dans les localités d'Akonolinga du Cameroun en 2007 et 2008 (Njabo *et al.,* 2009). Ces enquêtes utilisaient plusieurs variétés de pièges dont certains à dioxyde de carbone (CO_2), ce qui a permis de collecter : *Coquillettidia aurites, C. metallica* et *C. pseudoconopas*. Ces espèces testées par pool de trois à 20 moustiques ont présenté une prévalence moyenne de 33 % (n=256 pools) aux parasites du paludisme aviaire. Les pools les plus infectés étaient constitués de *C. metallica* qui ont été infectés à sept lignées plasmodiales aviaires phylogénétiquement proches de *Plasmodium juxtanucleare*. Les infections parasitaires ont varié en fonction des localités et des espèces (Njabo *et al.,* 2009). Les sporozoïtes aviaires (Haemosporidian), stades plasmodiales transmis aux vertébrés, ont été détectés par microscopie dans les glandes salivaires de *C. aurites,* ce qui signifie que ce genre est impliqué dans la transmission du paludisme aviaire (Njabo *et al.,* 2009). Des *Mansonia* spp., anthropophiles ont été collectés sur des volontaires humains entre 2010 et 2013, dans les villes camerounaises de Manfé, Tiko, Santchou, Ndop, Mbaw, Kumba, Meanja et Buea. Dans ces dernières villes, ils représentaient les moustiques les plus abondants (Amvongo-Adjia *et al.,* 2018).

La sous-famille des *Anophelinae* comprend environ 485 espèces. Les genres de cette sous-famille sont les *Anopheles, Bironella* et *Chagasia* (Foster *et al.,* 2017). Ces deux derniers sont moins connus et leur rôle dans la transmission des pathogènes reste encore à établir au Cameroun. *Bironella gracilis,* Theobald 1905 est l'espèce la plus connue du genre *Bironella* et trouvable dans le continent Océanie. *Chagasia ablusa* Harbach, *Ch. bathana* Dyar, *Ch. bonneae* Root, *Ch. fajardi* Lutz et *Ch. Rozeboomi* Causey, Deane & Deane appartiennent au genre *Chagasia* Cruz 1906 dont la surface de distribution est le continent américain (Harbach & Howard, 2009 ; Harbach, 2007).

Le genre *Anopheles* Meigen 1818 a une large aire de distribution avec des espèces décrites sur tous les continents. Il est principalement connu pour sa transmission des parasites du genre *Plasmodium,* agent causal du paludisme. Ces espèces africaines sont également impliquées dans la transmission de l'arbovirus O'nyong nyong. D'autres espèces du genre *Anopheles* pourraient également transmettre d'autres arbovirus (Nanfack-Minkeu et Vernick, 2018 ; Dieme *et al.,* 2020)

1.2 Bio-écologie des moustiques

La biologie et l'écologie peuvent varier d'un genre à un autre et d'une espèce à une autre. De manière générale, les moustiques ont des stades larvaires qui vivent dans l'eau et des stades adultes qui partagent l'environnement des Hommes. Les eaux stagnantes ou à faible débit sont considérées comme des gîtes larvaires par excellence. Certaines espèces des genres *Aedes* et *Culex* se reproduisent facilement à proximité des Hommes avec des pontes aux alentours des habitations, dans les ustensiles abandonnés, des creux de rochers ou d'arbres. Les espèces du genre *Anopheles* préfèrent des eaux temporaires bien ensoleillées, plus ou moins proches des habitations. Le genre *Mansonia* est généralement collecté dans des eaux ayant des tissus végétaux denses. Certains paramètres physico-chimiques tels que le potentiel d'hydrogène (pH), la conductivité, la salinité et les matières solides ; permettent également de prévoir les genres et la densité de moustiques dans un gîte larvaire (Emidi *et al.*, 2017 ; Benhissen *et al.*, 2018). Outre ces paramètres qui déterminent la densité culicidienne, il faut ajouter les autres organismes partageant les gîtes larvaires dont certains sont des prédateurs des larves et d'autres contribuent à leurs nutritions.

Comme la densité, le cycle biologique varie également en fonction du genre de moustique, mais plusieurs similitudes sont observées entre de nombreuses espèces. En ce qui concerne le genre *Anopheles*, vecteur du paludisme, les anophèles femelles fécondées et gorgées de sang pondent une centaine d'œufs à la surface des eaux. Environ 48 h après la ponte, les œufs éclosent pour donner des larves de stade 1. Ces dernières vont grandir en stades 2, 3, 4 et nymphe qui représente le dernier stade aquatique. Aux températures proches de 25 °C, le stade aquatique (de l'œuf à la nymphe) dure approximativement une à deux semaines. Les larves d'*Anopheles* se tiennent parallèles à la surface de l'eau. Cette position permet de les distinguer des larves de *Culex* qui sont inclinées dans l'eau. Entre 24 h et 48 h, le jeune adulte *Anopheles* ou imago émerge du stade nymphal. L'imago va s'accoupler, se nourrir de sang pour les femelles et pondre afin de recommencer un nouveau cycle. L'accouplement optimal chez l'espèce africaine *Anopheles gambiae* a lieu entre une femelle vierge et un adulte mâle âgé entre quatre et huit jours. La femelle ne s'accouple qu'une seule fois dans sa vie, et elle a la capacité de conserver le sperme de son partenaire dans un tissu appelé la spermathèque.

Les femelles moustiques ont besoin de sang pour la maturation de leurs œufs. Par conséquent, seules les femelles piquent. Les mâles se nourrissent du jus de fleurs ou autres sources de sucre. Au laboratoire, les espèces de moustiques sont maintenues avec du sang et du sucre. Pour obtenir le sang, les femelles moustiques dites zoophiles piquent divers hôtes vertébrés parmi lesquels des chiens, des poules, des porcs et des singes. Cependant, les espèces anthropophiles ont une préférence et une attirance pour l'espèce humaine (Wanji *et al.,* 2003). Les moustiques sont attirés vers leurs hôtes par des gaz et la chaleur, mais aussi le type de sang. En effet, il a été montré que le vecteur asiatique, *An. stephensi* a une préférence pour le groupe AB (40 %), suivie de A (24 %), B (21 %) et O (15 %) (Anjomruz *et al.*, 2014). Cette préférence peut varier en fonction des zones et des espèces de moustiques. Les gaz attractant les moustiques sont le dioxyde de carbone, l'acide lactique et l'ammoniaque. Le moustique gorgé peut se reposer à l'intérieur (endophile) ou à l'extérieur (exophile) des habitations pour digérer son sang. Si ce dernier est infecté par le parasite *Plasmodium* (stade des gamétocytes), le pathogène sera transmis à un hôte vertébré lors des repas ultérieurs ayant lieu 10 à 15 jours après le repas infectant. Chez *Anopheles*, les gamétocytes pris chez une personne infectée doivent se développer jusqu'au stade des sporozoïtes, qui seront stockés dans les glandes salivaires de l'insecte avant d'être transmis par la salive lors d'une piqûre. Certains moustiques appelés vecteurs primaires sont présents sur toute l'étendue d'un territoire et sont impliqués dans la transmission des pathogènes. Par contre, les vecteurs secondaires sont confinés à des localités précises. Le complexe *Anopheles gambiae* est un vecteur primaire ou majeur de paludisme au Cameroun alors qu'*An. paludis, An. ziemanni* sont secondaires (Bigoga *et al.,* 2012). Un complexe est un ensemble d'espèces morphologiquement identiques, mais dont les caractéristiques génétiques sont différentes.

1.3 Impacts des moustiques sur la société camerounaise

Le moustique est considéré comme l'un des animaux les plus mortels à l'espèce humaine. Les pathogènes qu'ils transmettent sont à l'origine de plusieurs maladies mortelles. Au Cameroun, les genres les plus anthropophiles sont : *Culex* spp., *Aedes* spp., et *Anopheles* spp. Les moustiques sont généralement collectés en utilisant des pièges ou des hommes comme des appâts. Cette dernière méthode est assez critiquée du fait qu'elle expose les collecteurs aux maladies, mais elle est la seule qui donne une bonne mesure des moustiques piquant l'Homme et par conséquent, vecteurs de maladies. Le paludisme transmis par les anophèles reste la plus endémique des maladies au Cameroun. Il est si présent que toute fièvre au Cameroun est appelée 'palu' entrainant un « sur-diagnostic » symptomatique du paludisme ainsi qu'une consommation importante et inadaptée d'antipaludiques. Par ailleurs, le paludisme entraine de nombreux cas d'absence au travail et un nombre important de morts (Chap. 2). Par conséquent, le paludisme est indubitablement un facteur ralentissant l'économie camerounaise qui tue plus que le Syndrome d'Immunodéficience Acquise (SIDA) et la tuberculose. Le fonds mondial, organisme international de partenariat, en a fait de l'éradication de ces trois pandémies à l'horizon 2030, une priorité. De nombreuses familles se sont encore plus appauvries à cause du paludisme qui touche essentiellement des personnes pauvres et en zone rurale ou semi-urbaine. Les personnes pauvres sont les plus vulnérables à cause de mauvaises conditions sanitaires de leur environnement de vie qui contribuent à attirer les moustiques. Le paludisme contribue également à la sous-scolarisation dans plusieurs zones par des absences prolongées ou répétitives à l'école.

La morbidité et la mortalité du paludisme seront abordées en détail dans les prochains chapitres. La fièvre jaune (FJ) transmise par des moustiques du genre *Aedes,* est également présente au Cameroun, mais les épidémies sont sporadiques. La mortalité liée à la fièvre jaune reste très inférieure à celle du paludisme du fait de l'existence et de la disponibilité d'un vaccin. Les épidémies de FJ surviennent généralement dans des populations non vaccinées (Chap. 4). De plus, les moustiques naturellement infectés par le virus de la FJ sont très rares.

Au Cameroun, malgré une densité élevée des moustiques du genre *Culex*, les maladies humaines associées à ce genre sont rares (Chap. 5). Néanmoins, ils sont très impliqués dans les nuisances sonores et des piqûres douloureuses qu'ils infligent. Des habitations précaires et sales sont généralement fréquentées par ce moustique dont la présence est considérée comme un indicateur de pollution de l'environnement (Emidi *et al.*, 2017). Les *Culex* pourraient être impliqués au Cameroun dans la transmission de la filariose lymphatique dont les parasites sont *Wuchereria bancrofti*, *Brugia malayin*, *B. timori*. Cette maladie parasitaire est également associée aux genres *Anopheles*, *Aedes* et *Mansonia*. Sur le continent américain et asiatique, le genre *Culex* est un redoutable vecteur de nombreuses maladies et d'arbovirus dont les plus célébrés sont le virus du Nil occidental (West Nile virus), le virus de l'encéphalite de Saint-Louis et celui de l'encéphalite japonaise (EJ).

Les maladies transmises par les moustiques touchent également les animaux, entrainant ainsi des pertes économiques. Par exemple, dans certaines localités du Cameroun, la prévalence moyenne de la fièvre de la vallée du Rift chez les chèvres est de 24 % (LeBreton *et al.*, 2006). L'impact de ce virus sur les animaux n'est pas assez documenté au Cameroun, mais les données en provenance des pays d'Afrique de l'Est montrent que ce virus peut être fatal aux Hommes et aux animaux (Shoemaker *et al.,* 2019). En effet, la fièvre de la vallée du rift touche principalement des animaux et des personnes en contact avec eux. Elle est due à un virus ou arbovirus du genre *Phlebovirus* qui est majoritairement transmis par des moustiques du genre *Aedes*. Les animaux infectés par des arbovirus peuvent être asymptomatiques, entrainant une circulation silencieuse d'arboviroses. De plus, certaines arboviroses peuvent disparaître et réapparaître (réémergence).

Les chiffres à propos des arbovirus et provenant des pays africains y compris le Cameroun, montrent que les facteurs entrainant l'émergence (première apparition) ou la réémergence d'arboviroses ne sont pas compris et peu étudiés ou négligés. Cette négligence s'expliquerait par le fait que plusieurs infections d'arboviroses soient asymptomatiques et elles ne sont généralement pas mortelles. Une autre raison qui justifierait cette négligence serait l'absence de diagnostics. En effet, comme plusieurs pays africains, la plupart des hôpitaux camerounais n'ont pas la plateforme technique pour des diagnostics moléculaires et sérologiques d'arbovirus.

Les moustiques du Cameroun ne sont pas seulement connus via les arbovirus et maladies qu'ils transmettent, mais aussi pour leurs diversité et beauté. Les musées locaux devraient regorger toutes les espèces de moustiques présentes sur le territoire national afin de permettre une meilleure vulgarisation, l'entrée des devises et la stimulation des vocations. Malgré cette apparente diversité, la faune culicidienne camerounaise reste peu caractérisée puisque la plupart d'études se focalisent sur les vecteurs primaires entrainant une difficulté supplémentaire à implanter les mesures de prévention contre tous les moustiques présents au Cameroun.

1.4 Prévention et lutte contre les moustiques au Cameroun

La prévention des moustiques peut consister en la destruction des potentiels gîtes larvaires. La difficulté réside dans la localisation de ces gîtes. L'absence de gîte larvaire entraine une réduction du nombre d'adultes et par conséquent du nombre de piqûres. L'utilisation des prédateurs de larves est également un autre moyen. Mais pour cela, il faudrait identifier le meilleur prédateur qui, en fonction du gîte larvaire et du genre de moustique, peut être différent. En plus des stades larvaires, la prévention peut également cibler des stades adultes.

En effet, la lutte chimique via les insecticides contre les adultes est prépondérante et fréquente au Cameroun. Ainsi, en 2011 et 2014, des campagnes de distribution des moustiquaires imprégnées d'insecticide à longue durée d'action (MILDA) aux populations ont été réalisées. Ces MILDAs ont l'avantage de rester efficaces malgré plusieurs lavages avant de nécessiter un remplacement. La MILDA constitue une barrière physique et chimique entre le moustique et l'utilisateur. Les insecticides utilisés sont efficaces contre divers genres de moustiques qui sont repoussés ou tués. Les pulvérisations ou aspersions intra-domiciliaires (AIDs) d'insecticides sont des pratiques utilisées à l'intérieur des habitations pour tuer et éloigner les moustiques, mais ces pratiques ne sont pas encore utilisées à grande échelle au Cameroun. Des essais pilotes ont été effectués à petite échelle, il ne reste plus qu'à répandre son utilisation. D'autres substances dites répulsives permettent d'éloigner les moustiques, mais par manque de moyens, les répulsifs sont très peu utilisés au Cameroun et les insecticides y sont les plus employés. Mais, face aux dégâts des insecticides sur la santé humaine et l'environnement, l'utilisation des insecticides et répulsifs à base de substances biologiques est recommandée. De plus, les moustiques ont développé des mécanismes de résistance contre les classes d'insecticide couramment utilisées en santé publique et en agronomie. C'est dans cette optique que les méthodes alternatives ou complémentaires sont en train d'être développées contre les moustiques. On peut citer les techniques de l'insecte stérile, la production des moustiques réfractaires aux pathogènes par mutagenèse ou transgénèse, l'utilisation du microbiome des moustiques contre eux et/ou contre les pathogènes qu'ils transmettent (Chap. 7).

Conclusion

La diversité de la faune culicidienne camerounaise sera abordée en détail dans les prochains chapitres. Les genres *Coquillettidia* et *Mansonia* sont très peu étudiés. Par conséquent, leurs implications dans la transmission des maladies humaines au Cameroun ne sont pas claires. Cependant, le fait que *Coquillettidia* soit vecteur de paludisme aviaire suggère que ces vecteurs pourraient également être des réservoirs ou vecteurs de plusieurs autres pathogènes. De plus, certains animaux hébergent des parasites du paludisme similaires aux parasites humains, ce qui suggérait des transmissions inter-espèces. L'Homme aurait contracté plusieurs pathogènes à cause de sa proximité aux animaux ; ou du fait d'un même hôte comme les moustiques qui piquent à la fois les humains et les animaux. L'un des défis est de comprendre avec exactitude le temps et les facteurs qui permettent aux parasites de changer d'hôtes. Les mutations jouent un rôle majeur dans la variation des hôtes, mais l'origine des mutations n'est pas bien comprise chez de nombreuses pathogènes responsables de maladies.

Excepté le paludisme, les autres maladies transmises par les moustiques sont très peu étudiées au Cameroun. L'impact de ces maladies, y compris le paludisme, est négatif sur le plan social ou économique. Les mortalités et les morbidités du paludisme sont récurrentes. Par ailleurs, les infections plasmodiales (parasitaires) sont généralement confondues ou sur-diagnostiquées par rapport aux infections arbovirales (virales). Ces dernières sont généralement asymptomatiques et peuvent devenir dangereuses ou même mortelles si le système immunitaire est compromis. En outre, les coïnfections entre virus et parasites du paludisme chez l'Homme sont peu explorées. Il est important d'augmenter la vigilance vis-à-vis des moustiques du Cameroun, d'autant plus que plusieurs vecteurs sont en train de changer de comportement. Certaines espèces zoophiles deviennent anthropophiles et réciproquement, les endophiles deviennent exophiles. De plus, certaines espèces anophèliennes commencent à piquer en journée.

Références

Ajamma YU, Mararo E, Omondi D, Onchuru T, Muigai AW, Masiga D, Villinger J. 2016. Rapid and high throughput molecular identification of diverse mosquito species by high resolution melting analysis. *F1000 Research*, 5:1949.

Amvongo-Adjia N, Wirsiy EL, Riveron JM, Chounna Ndongmo WP, Enyong PA, Njiokou F, Wondji CS, Wanji S. 2018. Bionomics and vectorial role of anophelines in wetlands along the volcanic chain of Cameroon. Parasites & Vectors, 11(1):471.

Anjomruz M, Oshaghi MA, Pourfatollah AA, Sedaghat MM, Raeisi A, Vatandoost H, Khamesipour A, Abai MR, Mohtarami F, Akbarzadeh K, Rafie F, Besharati M.

2014. Preferential feeding success of laboratory reared Anopheles stephensi mosquitoes according to ABO blood group status. *Actatropica,* 140:118-23.

Benhissen S, Habbachi W, Rebbas K & Fatiha Masna F. 2018. Études entomologique et typologique des gîtes larvaires des moustiques (Diptera : Culicidae) dans la région de Bousaâda (Algérie) ». *Bulletin de la Société Royale des Sciences de Liège*, 87 (112).

Bigoga JD, Nanfack-Minkeu F, Awono-Ambene PH, Patchoké S, Atangana J, Otia VS, Fondjo E, Moyou RS, Leke RG. 2012. Seasonal prevalence of malaria vectors and entomological inoculation rates in the rubber cultivated area of Niete, South Region of Cameroon. *Parasites & Vectors*, 10;5:197.

Carnevale P & Robert V. 2009. Les Anophèles : Biologie, Transmission du Plasmodium et Lutte Antivectorielle. IRD édition, 402 p.

Dieme C, Ciota AT, & Kramer LD. 2020. Transmission potential of Mayaro virus by Aedes albopictus, and Anopheles quadrimaculatus from the USA. *Parasites & vectors*, *13*(1), 613.

Emidi B, Kisinza WN, Mmbando BP, Malima R, & Mosha FW. 2017. Effect of physicochemical parameters on Anopheles and Culex mosquito larvae abundance in different breeding sites in a rural setting of Muheza, Tanzania. *Parasites & vectors*, *10*(1), 304.

Foster PG, de Oliveira TMP, Bergo ES, Conn JE, Sant'Ana DC, Nagaki SS, Nihei S, Lamas CE, González C, Moreira CC, Sallum MAM. 2017. Phylogeny of Anophelinae using mitochondrial protein coding genes. *Royal Society Open Science,* 8 ; 4(11):170758.

Hanafi HA, Fryauff DJ, Saad MD, Soliman AK, Mohareb EW, Medhat I, Zayed AB, Szumlas DE, Earhart KC. 2011. Virus isolations and high population density implicate Culex antennatus (Becker) (Diptera: Culicidae) as a vector of Rift Valley Fever virus during an outbreak in the Nile Delta of Egypt. *Acta Tropica*, 119(2-3):119-24.

Harbach RE & theresa HM. 2009. Review of the genus Chagasia (Diptera: Culicidae: Anophelinae). *Zootaxa*, 2210: 1–25.

Harbach RE. 2007. The Culicidae (Diptera): a review of taxonomy, classification and phylogeny. *Zootaxa*, 1668:591–638.

LeBreton M, Umlauf S, Djoko CF, Daszak P, Burke DS, Kwenkam PY, & Wolfe ND. 2006. Rift Valley fever in goats, Cameroon. *Emerging infectious diseases*, *12*(4), 702–703.

Mayi MPA, Foncha DF, Kowo C, Tchuinkam T, Brisco K, Anong DN, Ravinder S, Cornel AJ. 2019. Impact of deforestation on the abundance, diversity, and richness of Culex mosquitoes in a southwest Cameroon tropical rainforest. *Journal of Vector Ecology,* 44(2):271-281.

Nanfack Minkeu F, Vernick KD. 2018. A Systematic Review of the Natural Virome of Anopheles Mosquitoes. *Viruses*, 10(5):222.

Nchoutpouen E, Talipouo A, Djiappi-Tchamen B, Djamouko-Djonkam L, Kopya E, Ngadjeu CS, Doumbe-Belisse P, Awono-Ambene P, Kekeunou S, Wondji CS, Antonio-Nkondjio C. 2019. Culex species diversity, susceptibility to insecticides and role as potential vector of Lymphatic filariasis in the city of Yaoundé, Cameroon. *PLOS Neglected Tropical Diseases*, 13(4):e0007229.

Njabo KY, Cornel AJ, Sehgal RN, Loiseau C, Buermann W, Harrigan RJ, Pollinger J, Valkiūnas G, Smith TB. 2009. Coquillettidia (Culicidae, Diptera) mosquitoes are natural vectors of avian malaria in Africa. Malaria Journal, 8:193.

Organisation Mondiale de la santé (OMS). 2018. Stratégie mondiale pour l'élimination des épidémies de fièvre jaune (EYE) 2017–2026. Organisation Mondiale de la santé-Geneve, ISBN 978-92-4-251366-0. 56 p.

Organisation Mondial de la santé (OMS). 2019. Rapport mondial sur le paludisme. Organisation Mondiale de la santé-Geneve, ISBN 978-92-4-156572-1., 232 p.

Shoemaker TR, Nyakarahuka L, Balinandi S Ojwang J et al. 2019. First Laboratory-Confirmed Outbreak of Human and Animal Rift Valley Fever Virus in Uganda in 48 Years. *American Journal of Tropical Medicine and Hygiene,* 100(3):659-671.

Sighomnou D. 2004. Analyse et redéfinition des régimes climatiques et hydrologiques du Cameroun : perspectives d'évolution des ressources en eau. Thèse de doctorat d'état, Faculté des Sciences, Université de Yaoundé I, Cameroun. 292 p.

Wanji S, Tanke T, Atanga SN, Ajonina C, Nicholas T, Fontenille D. 2003. Anopheles species of the mount Cameroon region: biting habits, feeding behaviour and entomological inoculation rates. *Tropical Medicine & International Health*, 8(7):643-9.

Deuxième partie :

Le paludisme est la maladie vectorielle la plus meurtrière au Cameroun

Chapitre 2 :

Les anophèles, vecteurs du paludisme au Cameroun - distribution, réponse anti-plasmodiale et résistance aux insecticides

Ferdinand NANFACK-MINKEU, Francis ZEUKENG et Raymond TABUE

Introduction

Au Cameroun, le mot *anophèle* peut passer de manière inaperçue auprès de la plupart des populations pourtant, le paludisme suscite une psychose générale et banale dans les communautés. Les Camerounais sont habitués à vivre avec le paludisme puisqu'il est quasi-impossible de séjourner dans cette Afrique en miniature sans entendre parler de « palu » qui désigne « toutes formes de fièvre ». Ce froid constant met en exergue une mauvaise connaissance de cette maladie parasitaire et l'une des plus meurtrières au monde. Cette situation absurde trouve son origine dans la perpétuité de cette parasitose au sein de la population et la pauvreté de cette dernière qui entrainent une absence de diagnostic fiable et une dissémination de l'automédication. Le paludisme entretient la pauvreté dans les familles vivant en zone endémique. Dans ces familles, les cas sont fréquents et la prise en charge est banalisée puisque les professionnels de santé sont rarement consultés. Seuls les cas graves et/ou de longues durées se rendront dans une formation sanitaire. De plus, les vecteurs du paludisme sont également responsables des piqûres douloureuses et des nuisances sonores et nocturnes dont les conséquences sont sous-estimées. Malgré les efforts déployés, le paludisme reste un problème majeur de santé publique. La maladie continue de tuer et d'entrainer de nombreuses pertes économiques. Les raisons de cette pérennité du paludisme sont multiples et complexes et elles entrainent une endémicité de cette maladie dans les pays africains au sud du Sahara et au Cameroun en particulier.

Qu'est-ce que le paludisme ? Le professeur Christophe ROGIER en 2013 lors de l'atelier paludisme à l'Institut Pasteur de Madagascar l'appelait le mauvais génie. Il poursuivait « l'Afrique et le monde ont besoin de vos intelligences pour vaincre ce mauvais génie ». Depuis sa découverte, comment se fait-il que toutes les intelligences du monde n'arrivent pas à le prévenir efficacement ou à l'éradiquer en Afrique sub-saharienne qui continue de payer le plus lourd tribut ? Ce chapitre apportera quelques informations en insistant sur les vecteurs de cette maladie au Cameroun. Ce pays qui fait partie des pays les plus touchés en Afrique et dans le monde. Ainsi, il s'agira en majorité d'entomologie. D'où la nécessité de définir quelques notions afin de faciliter la compréhension.

2.1 Définitions et épidémiologie du paludisme au Cameroun

2.1.1 Définitions

Le paludisme peut être défini comme une *érythrocytopathie* souvent fébrile et hémolysante due au développement dans le foie puis les hématies d'un protozoaire du genre *Plasmodium (P)*, transmis par la piqûre infestante d'un moustique femelle du genre *Anopheles* (An). On dénombre 5 espèces plasmodiales infectant l'homme à savoir : *Plasmodium falciparum, P. vivax, P. malariae, P. ovale* et *P. knowlesi.*

L'agressivité d'une espèce anophélienne s'évalue par le nombre de piqûres par vertébré (Hommes et animaux) et dans une période précise.

Le taux d'infection est le nombre d'anophèles porteurs ou positifs au *Plasmodium*. Généralement, ce taux d'infection est déterminé par un test : *Enzyme-Linked Immunosorbent Assay* (ÉLISA) et des outils moléculaires peuvent également être utilisés.

Le taux d'inoculation entomologique (TIE) est le produit entre le taux d'infection et l'agressivité, souvent exprimé en piqûre infectante par Homme et par unité de temps. Le TIE est utilisé pour exprimer la transmission entomologique dans une localité donnée. Les Hommes permettent de déterminer des anophèles anthropophiles qui transmettent la maladie aux humains puisque certaines espèces piquent uniquement les animaux (zoophiles).

Un anophèle est dit compétent s'il est capable de permettre le développement du/des parasite(s) du paludisme.

La capacité vectorielle intègre la compétence vectorielle, la longévité et les facteurs environnementaux.

Un complexe d'espèces est l'ensemble des espèces morphologiquement identiques, mais dont les caractéristiques génétiques et reproductives sont différentes.

2.1.2 Épidémiologie

L'Organisation Mondiale de la Santé (OMS) estimait à 288 millions de cas et 405 000 décès le fardeau paludéen dans le monde en 2018, avec près de 90 % de mortalité en Afrique sub-Saharienne (OMS, 2019). Au Cameroun, cette tare est la première cause de morbidité. Entre 2013 et 2017, la morbidité nationale variait entre 28 % et 24 % et la mortalité entre 22 % et 12 %. Aucune région camerounaise n'est épargnée et les régions de la partie septentrionale ont des taux de morbidité les plus élevés (PNLP, 2019).

Entre 2011 et 2017, les enfants de moins de 5 ans avaient une morbidité et une mortalité 4 fois plus élevées que les autres groupes vulnérables. Ils représentent d'ailleurs les groupes les plus vulnérables suivis des femmes enceintes chez qui le paludisme entraine des anémies, des avortements, des décès et des bébés ayant un faible poids de naissance (PNLP, 2019 ; Ela *et al.,* 2019**).** Au Cameroun, dans certaines localités, au moins 40 % des femmes enceintes ont un accès palustre (Ela *et al.* 2019**).** Cette parasitose se transmet par piqûre d'un moustique *anophèle* infecté, transfusion sanguine et voie transplacentaire. Des études ont révélé des parasites du paludisme dans la salive et l'urine ; laissant ainsi entrevoir d'autres modes de transmission (Singh *et al.,* 2014). La transmission par des anophèles vecteurs est majoritaire au Cameroun. Cette transmission varie en fonction des zones climatiques majeures permettant de distinguer trois principaux faciès du paludisme. Le premier est le faciès soudano-sahélien dans l'Extrême-Nord où la transmission est saisonnière et courte pour une durée de 1 à 3 mois, avec un taux d'inoculation entomologique de 1 à 100 piqûres infectantes par Homme et par an (pi/h/an). Le second est tropical-soudanien dans les régions de l'Adamaoua et du Nord. Dans ce faciès, la transmission varie de 100 à 200 pi/h/an et s'étend sur 6 à 9 mois. Le troisième faciès est équatorial dans le grand Sud-Cameroun, zone de forêt et de savane humide. Ce faciès est caractérisé par une transmission annuelle (12 mois) et intense avec 100 à 200 pi/h/an. Il est important d'évaluer l'impact des changements climatiques sur ces faciès afin de les redéfinir si nécessaire.

Dans tous les faciès du Cameroun, *P. falciparum* est de loin l'espèce la plus virulente et la plus prédominante. Elle est également l'espèce majeure en Afrique sub-saharienne, tandis que *P. vivax* est très répandu dans le reste du monde. En dehors de *P. knowlesi,* toutes les autres espèces plasmodiales citées ci-haut ont été détectées chez des Camerounais. *Plasmodium falciparum* responsable de 96 % des cas est le parasite majeur et le plus meurtrier au Cameroun. Dans certaines localités telles que Nkassomo et Vian, ce parasite assure 100 % de la transmission (Zeukeng *et al.*, 2014). Les prévalences estimées des espèces comme *P. malariae* Laveran et *P. ovale* Stephen sont respectivement de 3 % et 1 %. Ces deux espèces sont rarement impliquées dans les cas de paludisme grave. Des cas de *P. vivax* chez des individus Duffy négatifs (noirs) ont été détectés dans la région du Sud-Ouest confirmant ainsi sa présence au Cameroun (Fru-Cho *et al.,* 2014). Cette espèce absente des populations noires avant les années 2000 était considérée comme incapable d'infecter les individus Duffy négatifs. Autour des années 2010, plusieurs études sur le continent africain ont révélé sa présence qui s'expliquerait soit par une mutation ou un mauvais diagnostic antérieur. L'impact de *P. vivax* est peu étudié chez les populations noires où la plupart des études sont faites avec *P. falciparum.* Cette dernière espèce est utilisée dans ce chapitre, pour illustrer le cycle des parasites et les symptômes résultants.

2.2 Pathogenèse du paludisme

Les parasites du paludisme ont des cycles avec des spécificités à chaque espèce : un cycle schizogonique débutant par le sporozoïte qui se déroule chez l'Homme et un cycle sporogonique commençant par les gamétocytes qui s'effectuent chez l'anophèle, hôte définitif. Les mérozoïtes sont les stades parasitaires qui infectent les hématies éclatant ces derniers et entrainant la plupart des symptômes observés chez les paludéens dont entre autres la fièvre, la nausée, la fatigue générale, l'anémie, la jaunisse, le mal de tête et le mal de dos (Hellemond *et al.,* 2009).

À l'occasion d'un repas de sang, l'anophèle femelle infesté injecte des sporozoïtes avec sa salive qui vont se multiplier et se disséminer dans l'organisme hôte. La plupart des sporozoïtes seront détruits par le système immunitaire, notamment ceux qui vont pénétrer dans les vaisseaux lymphatiques. Les survivants seront ceux qui arriveront dans le foie. Après pénétration dans le foie, le sporozoïte s'arrondit et se transforme en trophozoïte qui donnera un schizonte primaire. Ce dernier à maturité va éclater avec l'hépatocyte et libérer des mérozoïtes qui vont passer dans la circulation sanguine puis pénétrer dans les érythrocytes et initier la phase érythrocytaire. Dans les érythrocytes, le mérozoïte se transforme en trophozoïte, grandit, se multiplie pour former le schizonte secondaire. Le schizonte mature éclate avec les érythrocytes infestés et libère les mérozoïtes qui vont envahir de nouvels érythrocytes et se transformer en gamétocyte. Ce dernier stade est ingéré par l'anophèle femelle lors de son repas sanguin nécessaire pour le développement et la maturation de ses œufs.

Chez le moustique, les gamétocytes se différencient en gamètes mâles et femelles qui fusionneront pour donner l'ookinète (œuf mobile). Ce dernier va migrer dans la paroi stomacale pour donner l'oocyste. Après développement, l'oocyste mature après plusieurs divisions mitotiques produira plusieurs sporozoïtes qui vont migrer et pénétrer dans les glandes salivaires de l'anophèle. Cet anophèle infecté est capable de transmettre (compétence) la maladie aux humains.

Le paludisme entraine des symptômes communs chez la plupart des patients, dont les courbatures, la fièvre, l'ictère et l'anémie. Cette dernière est due majoritairement à l'éclatement des érythrocytes et l'élimination par la rate de ceux qui sont infestés. La fièvre résulte des réactions inflammatoires déclenchées par la présence et la multiplication des parasites. L'ictère résulte du fait d'une perturbation du métabolisme de la bilirubine au cours du paludisme. En plus d'une forme moins sévère du paludisme, il existe une forme cérébrale due à une séquestration des érythrocytes infestés dans les capillaires des tissus cérébraux. Le paludisme cérébral ou grave est caractérisé chez certains individus par une tête enflée et entraine une acidose métabolique, la convulsion et le coma pouvant entraîner la mort. Les mécanismes ne sont pas bien compris. Néanmoins, des interactions entre les érythrocytes parasités et les immunoglobulines seraient impliquées dans ces formes graves. Un autre facteur impliqué dans ces formes graves serait de fortes réactions inflammatoires impliquant des cytokines à l'instar du facteur de nécrose tumorale (TNF), des interférons (IFN) et des interleukines (IL) via l'activation de la voie de *Toll*. Il est important que l'organisme maintienne la balance entre les cytokines pro- et anti-inflammatoires pour éviter les complications de pathologie (Moxon *et al.,* 2020).

Tous les parasites ne causent pas des formes sévères chez les personnes infectées et certains parasites ne sont pas capables d'infecter les humains. Les parasites incapables d'infecter les humains ne seront pas abordés dans cet ouvrage. De même, tous les anophèles ne transmettent pas le paludisme, raison pour laquelle, la compétence vectorielle a été définie dans les précédents paragraphes.

2.3 Les vecteurs majeurs du paludisme au Cameroun

Les vecteurs du paludisme se dénombrent à plus de 400 espèces anophéliennes dont une soixantaine est impliquée dans la transmission du paludisme. Au Cameroun, au moins 52 espèces ont été recensées dont 17 sont des vecteurs secondaires et 6 sont majeures. Ces dernières assurent généralement la transmission sur l'étendue du territoire et pendant toute l'année. Il s'agit d'*Anopheles gambiae s.s.*, *An. coluzzii*, *An. arabiensis*, *An. nili*, *An. moucheti*, et *An. funestus*.

Les vecteurs secondaires assurent une transmission locale et parfois saisonnière et on compte parmi eux : An. *hancocki* Edwards, *An. paludis* Theobald, *An. marshallii* (Theobald), *An. coustani* Laveran, *An. wellcomei* Theobald, et *An. pharoensis* Theobald. En plus de ces espèces, il faut ajouter des espèces historiquement décrites comme zoophiles et qui sont devenues anthropophiles à l'instar d'*An. rufipes* Gough capturé sur appât humain au Nord-Cameroun et infecté par *P. falciparum*. Malgré les similitudes entre les espèces dans les différents faciès du Cameroun, il existe des différences dans les préférences trophiques de certaines espèces. Ainsi, à l'extrême Nord, les espèces majeures sont : *An. arabiensis, An. gambiae s.s.* et *An. funestus*. Au Nord, les anophèles majeurs sont : *An. gambiae s.s.* et ***An. funestus*.** Dans le faciès équatorial du Sud, *An. gambiae s.s., An. moucheti, An. nili* et *An. funestus* sont les vecteurs majeurs.

2.3.1 Complexe *Anopheles gambiae*

Ce complexe est de loin le plus important de par sa densité, sa compétence/capacité vectorielle et son anthropophilie. Il est responsable de près de 90 % des cas de transmission du paludisme dans certaines localités africaines, dont Niété au Cameroun (Bigoga *et al.,* 2012). Ce complexe compte les membres suivants : *An. fontenillei* sp.n., *An. melas* Theobald, *An. merus* Dönitz, *An. bwambae* White, *An. quadriannulatus* Theobald, *An. amharicus* Hunt, Wilkerson & Coetzee sp.n., *An. coluzzi* Coetzee &

Wilkerson sp.n, *An. arabiensis* Patton, *An. gambiae s.s.* Giles (Coetzee et *al.*, 2013 ; Barrón *et al.*, 2019). Ce dernier est le membre le plus impliqué dans la transmission paludéenne dans plusieurs régions africaines et camerounaises. Ainsi, à Mibellon dans la région de l'Adamaoua, *An. gambiae s.s* est l'espèce unique du complexe *An. gambiae* (Menze *et al.*, 2018). Il existe des différences bioécologiques entre les membres du complexe, c'est ainsi qu'*An. arabiensis* Patton contrairement à *An. gambiae s.s.* Giles qui est ubiquiste, est plus adapté aux zones arides. Il est décrit comme une espèce endophile et anthropophile (Coetzee *et al.*, 2013). *An. melas* Theobald et *An. merus* Dönitz sont des espèces d'eaux saumâtres généralement zoophiles, mais peuvent piquer l'homme en l'absence d'hôtes alternatifs. Des observations ont révélé une anthropophilie de plus en plus poussée d'*An merus*, où dans certaines régions du Kenya cette espèce représente l'espèce majeure du complexe *An. gambiae* (Kipyab *et al.*, 2013). *An. quadriannulatus* Theobald, et *An amharicus* sont strictement zoophiles. Le dernier né de ce complexe est *An. fontenillei* sp.n. qui est signalé dans un pays limitrophe au Cameroun, où son rôle épidémiologique devrait être y investigué.

En effet, *An. fontenillei* sp.n. a été découvert au Gabon lors d'une étude entomologique en 2014 en région forêt-savane. Cette espèce peut être collectée dans les eaux ouvertes et ensoleillées dépendantes de la pluie. Ses préférences trophiques ne sont pas encore connues, mais il pourrait bien se nourrir sur animaux et Hommes. Les études phylogénétiques ont révélé qu'elle est plus proche d'*An. bwambae*. Comme d'autres membres de ce complexe, elle présente plusieurs phénomènes d'introgression au niveau des centromères avec les autres espèces (Barrón *et al.*, 2019).

2.3.2 Groupe *Anopheles funestus*

Le groupe *An. funestus* est autant important que le complexe *An. gambiae* avec des indices sporozoitiques supérieurs à ceux d'*An. gambiae* dans plusieurs localités africaines (Kaindoa *et al.,* 2017). À Maragra au Mozambique, il est le vecteur le plus abondant (Kloke *et al.*, 2011). Dans la localité de Mibellon située dans la région de l'Adamaoua au Cameroun, le groupe *An. funestus* représente environ 80 % des anophèles collectés à l'aide des aspirateurs, tandis qu'*An. gambiae* est à un pourcentage inférieur de 20 % (Menze *et al.,* 2018). De plus, au Sénégal, des analyses ont révélé un changement de comportement de ce groupe après l'implémentation des moustiquaires imprégnées d'insecticide. Ainsi, dans la ville de Dielmo, les populations d'*An. funestus* sont de plus en plus diurnes (Sougoufara *et al.,* 2014). Les populations burkinabés et tanzaniennes de ce complexe ont été collectées en fin de saison pluvieuse (Kweka *et al.*, 2013). Ce groupe compte 11 membres dont *An. parensis* Gillies, *An. aruni* Sobti, *An. confusus* Evans & Leeson, *An.vaneedeni* Gillies & Coetzee, *An. fuscivenosus* Leeson, *An. brucei* Service, *An. funestus* -like, *An. funestus* sensu stricto (s.s) Giles, *An. leesoni* Evans, *An. rivulorum* Leeson, *An. rivulorum* –like (Cohuet *et al.,* 2003 ; Spillings *et al,* 2009). Les quatre dernières espèces précédentes ont été signalées au Cameroun et seuls *An. funestus s.s.* Giles et *An. leesoni* Evans semblent compétents aux plasmodies camerounais. La plupart des membres de ce groupe ne sont pas vecteurs du paludisme humain et présentent des préférences zoophiles (Wilkes *et al.,* 1996 ; Antonio-Nkondjio *et al.,* 2019). Le plus prédominant dans la transmission du paludisme est *An. funestus* s.s., qui est très endophile et anthropophile. Cette dernière espèce est le seul membre du groupe *An. funestus* dans certaines régions du Nord Cameroun (Menze *et al.,* 2018).

2.3.3 Le groupe *Anopheles nili*

Ce groupe, bien que cité parmi les espèces majeures en Afrique et au Cameroun, est de moins en moins impliqué dans la transmission du paludisme. Ces membres sont rencontrés le long des rivières et des zones forestières (Antonio-Nkondjio *et al.*, 2006). Il compte quatre espèces dont *An. nili* s.s., Theobald, *An. somalicus* Rivola et Holstein, *An. carnevalei* et *An. ovengensis*. Cette dernière est la plus récente et a été décrite pour la première fois au Sud-Cameroun, à Oveng. (Awono-Ambene *et al.,* 2004 ; Ndo *et al.*, 2013). *An. carnevalei* et *An. ovengensis* ont été retrouvés en sympatrie à Yengue en Guinée Équatoriale (Ridl *et al.*, 2008). *An. somalicus* est décrit comme zoophile et ne contribue pas à la transmission du paludisme. *An. nili s.s.* très anthropophile et largement répandu, est le membre le plus important dans ce complexe. Il est rencontré entre autres dans les régions du Centre et du Sud-Est Cameroun (Awono-Ambene *et al.,* 2009). Excepté *An. somalicus*, les trois autres espèces de ce groupe sont impliquées dans la transmission du paludisme au Cameroun.

2.3.4 Le groupe *Anopheles moucheti*

On distingue trois espèces dans ce groupe à savoir : *An. moucheti moucheti* Evans, *An. moucheti nigeriensis* Evans et *An. moucheti bervoetsi* Haenans (Antonio-Nkondjio *et al.,* 2008). Seul *An. moucheti moucheti,* avec des taux d'inoculation entomologique élevés, a été signalé au Cameroun dans le faciès de climat équatorial. Les études devraient être menées afin de mieux comprendre les comportements de piqûre et de repos des membres de ce groupe au Cameroun. Les larves sont rencontrées dans des cours d'eau et lacs ensoleillés à débit lent, en région forestière.

Après cet aperçu sur les vecteurs du paludisme au Cameroun, le prochain paragraphe évoquera le comportement de l'anophèle lorsqu'il est infecté aux parasites du paludisme.

2.4 Réponse anti-plasmodiale chez l'anophèle

Contrairement aux vertébrés qui ont une réponse immunitaire adaptative qui se comporte comme une mémoire entrainant une réaction plus rapide lors d'une seconde infection ; les moustiques n'en possèdent pas. En effet, ils ont uniquement une réponse innée qui repose sur les réponses à médiation cellulaire et humorale. À ces défenses, il faut ajouter les barrières physiques comme les glandes salivaires et le tube digestif. Les parasites doivent envahir ces différents organes afin de bien se multiplier et d'être transmis. Certaines espèces plasmodiales sont incapables d'envahir les glandes salivaires et ne seront pas transmises. Ainsi, chez *An. gambiae*, la membrane péritrophique (MP) constitue l'une des barrières pour l'invasion du tube digestif (*midgut*) par le *Plasmodium*. Cette membrane est constituée de chitine et de glycoprotéine ; et elle semble jouer un rôle filtre à des micro-organismes chez plusieurs espèces. Elle est capable de varier son épaisseur et sa porosité pour correctement effectuer sa fonction de filtre de microbes. Chez les moustiques, il existe deux types de MP. L'une est synthétisée ou secrétée après un repas de sang alors que l'autre existe du stade larvaire au stade adulte. Les parasites du paludisme pour traverser la MP, secrètent des chitinases qui la dégradent. L'analyse de la MP chez *An. gambiae* a permis de découvrir des enzymes telles que la chymotrypsine, la trypsine, l'alanyl-aminopeptidase et AgAPN1 qui sont considérées comme des candidats pour bloquer la transmission du paludisme via le moustique (Dinglasan *et al.*, 2009). Cette dernière approche est incluse dans les interventions de blocage de la transmission (IBT) qui comprend également un futur vaccin. Cette approche signifierait de soigner les anophèles de l'infection aux parasites du paludisme. Techniquement, elle consiste à supprimer ou réduire la compétence des *Anopheles* aux *Plasmodium* humains. Comme exemple, la protéine sécrétée glyco-conjuguée de fonction inconnue AgSGU très abondante dans la MP du tube digestif (TD) d'*An. gambiae* permet de réduire entre 40 à 100 % de la charge parasitaire de *P. falciparum.* Cette protéine a une expression assez variable entre les larves, les jeunes adultes, les adultes affamés et ceux ayant reçu un repas de sang et joue un rôle important dans l'attachement des oocystes au TD (Mathias *et al.,* 2015). Cette protéine pourrait donc être ciblée pour réduire la transmission du paludisme chez le moustique via la barrière physiologique TD.

Lorsque toutes les barrières sont franchies, les parasites doivent faire face à des réponses immunitaires qui sont principalement à médiation cellulaire et humorale. Il existe une interconnexion entre ces deux réponses qui débutent par la reconnaissance du pathogène par les protéines de reconnaissance des formes (PRPs) qui se lient aux motifs moléculaires associés aux pathogènes (PAMPs). Cette reconnaissance entraîne l'activation des réponses cellulaires et la synthèse des peptides antimicrobiens généralement médiées par les hémocytes. Ces derniers jouent un rôle très important dans les réponses cellulaires qui incluent l'encapsulation, la mélanisation, l'apoptose et bien d'autres mécanismes (Fig. 1).

L'encapsulation peut être définie comme l'habilité d'un insecte à former une capsule hémocytaire autour d'un organisme étranger afin d'entrainer sa mort ou de réduire son développement via l'asphyxie, l'accumulation des déchets ou l'intoxication par les quinones. Ces dernières sont produites lors de la mélanisation qui provoque l'activation d'une cascade de sérine protéases conduisant à la conversion de la pro-phénoloxydase (PPO) en phénoloxydase active (PO). La phagocytose implique la reconnaissance, l'engloutissement et la destruction intracellulaire des cellules infectées. Les protéines contenant un thioester (TEP) se lient à la surface de certaines bactéries et entrainent leur mort par phagocytose. Quelques régulateurs de la phagocytose bactérienne chez le moustique sont TEP1 (*Thioester containing protein 1*), TEP3, TEP4 et la molécule immunitaire 1 riche en leucine (LRIM1) qui sont également impliqués dans les réponses anti-plasmodiales. Ainsi, chez *An. gambiae*, TEP1 secrétée dans l'hémolymphe par les hémocytes se lie et tue les oocystes de *P. berghei*. En effet, l'extinction de TEP1 par la technique d'ARN interférence (ARNi) augmente la charge parasitaire chez la lignée susceptible alors qu'elle transforme la lignée réfractaire ou non compétente à *P. berghei* en une lignée susceptible via l'arrêt de la mélanisation des parasites (Blandin *et al.,* 2004). Il existe une communication entre les réponses à médiation cellulaire et humorale, mais elle n'est pas bien comprise.

Lors de la réponse humorale, les voies classiques de l'immunité rencontrées sont : Toll, IMD (*immune deficiency*), JAK/STAT (J*anus kinase/signal transducers and activators of transcription*) et les petits ARNs (*small RNA*) (Garver *et al.,* 2009). L'extinction des régulateurs négatifs des voies IMD et Toll qui sont respectivement caspar et cactus, entraine une réduction des oocystes de *P. falciparum* et *P. berghei* chez *An. gambiae*. De même, les auteurs ont obtenu une réduction des plasmodies après extinction de caspar (dscaspar) chez *An. stephensi* et *An. albimanus* qui sont des vecteurs de paludisme asiatique et américain. Ce résultat montre l'effet de caspar sur les charges parasitaires et la prévalence des parasites du paludisme (Garver *et al.,* 2009). L'extinction de caspar, cactus et autres gènes impacte la fonctionnalité d'autres gènes et certains processus biologiques tels les stress oxydatifs, les réplications et les transcriptions, démontrant une complexité de la réponse immunitaire des invertébrés (Garver *et al.*, 2009).

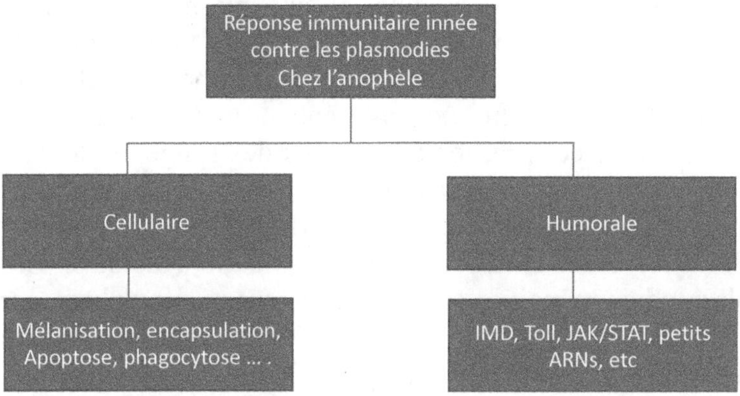

Figure 1 : Représentation de la réponse anti-plasmodiale chez les espèces anophéliennes. Elle est uniquement innée et fait intervenir des réponses à médiation cellulaire et humorale.

L'utilisation de la technique d'ARNi a permis de mieux élucider la compétence vectorielle et l'immunité innée de l'anophèle. Cette technique permet d'injecter l'ARN double brin d'un gène précis afin d'arrêter temporairement (extinction) son expression (knock-down ou KD). Elle est assez rapide et peut être réalisée en moins de 14 jours et le KD est assez variable, mais excède rarement 14 jours. Chez certains gènes, l'expression peut reprendre cinq à sept jours après l'extinction. L'efficacité de l'ARNi est variable en fonction du gène, de l'organisme et du manipulateur. Ainsi, chez certaines lignées *d'An. gambiae*, les taux d'extinction de cactus, caspar, REL 1 et REL 2 sont respectivement en pourcentage de 75, 79, 62 et 55. Cette dernière observation permet parfois de préférer les techniques de suppression des gènes (KO) comme CRISPR/Cas9 aux KD des gènes.

Toutes les deux approches sont très utilisées en génomique fonctionnelle. Les techniques de KO seront mieux abordées dans les prochains chapitres en insistant sur leur impact dans le contrôle des moustiques.

Il est également important de noter que ces travaux sur la compétence des anophèles aux plasmodies via la génomique fonctionnelle sont facilités par la présence des modèles, c'est–à– dire des organismes facilement manipulables puisque ne représentant aucun danger pour l'homme. À ce titre, les plasmodies des rongeurs dont *P. berghei* et *P. yoelii* permettent de travailler sur les parasites du paludisme dans les laboratoires de faible sécurité ou P1, *Biosafety level* 1 (BSL1) pour les anglo-saxonnes. Les plasmodies humaines sont difficilement manipulables, car elles nécessitent un laboratoire P2 au moins et des insectariums avec SAS pour empêcher toute dissémination d'anophèle infecté dans la nature. Un modèle peut aussi avoir un cycle de reproduction rapide comme la drosophile qui est un excellent modèle pour étudier les insectes, y compris les moustiques. L'existence des modèles facilite les études biologiques et accélère les découvertes en génétique, immunologie et autres domaines. La compréhension de la réponse immunitaire des moustiques permet de mieux les contrôler (lutte antivectorielle) en utilisant des méthodes innovantes qui respectent l'environnement. Bien que très importante, la lutte antivectorielle ne saurait être le seul volet dans la lutte contre le paludisme.

2.5 Les moyens de lutte contre le paludisme

La lutte contre le paludisme peut être composée en la prise en charge et la prévention. Cette dernière consiste à prévenir les piqûres des vecteurs et la prise des médicaments préventifs.

2.5.1 La prise en charge

La lutte contre le paludisme passe par un diagnostic rapide du parasite (Test de diagnostic rapide et/ou microscopie) et la prise en charge par des antipaludéens tels que les combinaisons à base d'Artémisinine ou *Artemisininbased Combination Therapy* (ACT) pour le paludisme non compliqué et les formes injectables pour les cas graves. Une simple dose de primaquine associée à un ACT est également recommandée pour traiter le paludisme non compliqué dans les zones de faible transmission (OMS, 2019). Les ACTs sont efficaces contre les stades asexués et les premiers stades de gamétocytes. Par contre, les ACTs sont moins efficaces contre les stades matures, ce qui permet dans certaines situations de maintenir la maladie. Tous les antipaludiques, y compris les ACTs font, actuellement face à la résistance du parasite et l'espèce la plus citée est *P. falciparum.* La primaquine qui est gaméticide, est parfois citée comme une alternative aux ACTs, mais elle est parfois associée à des cas d'hémolyse, spécialement chez des personnes présentant certaines déficiences ou insuffisances (Raman *et al.,* 2019).

2.5.2 La prévention

Afin de prévenir le paludisme, le traitement préventif intermittent (TPI) à base de la sulfadoxine-pyriméthamine (SP) est recommandé chez les femmes enceintes et les nourrissons. Étant donné les résistances multiples de la SP vis-à-vis de *P. falciparum*, plusieurs groupes de recherche sur la base des études de cohorte recommandent son remplacement par d'autres combinaisons telles que l'artemether+lumefantrine et l'artesunate+amodiaquine (Mutabingwa *et al.,* 2009 ; Manyando *et al.,* 2010). Cependant, la prise abusive des antipaludéens est l'une des causes de résistance. Il est donc important de consulter un professionnel de la santé avant d'engager un traitement préventif. La prévention du paludisme est d'autant plus difficile, qu'il n'existe pas de vaccin durable et efficace chez tous les individus et dans tous les groupes d'âge. Néanmoins, plusieurs candidats vaccins sont en train d'être évalués et le plus avancé est RTS, S (RTS, S Clinical Trials Partnership, 2015). Le vaccin et la prise de médicaments permettent de prévenir l'infection du parasite. Cette prévention peut également se faire en éradiquant ou en empêchant les vecteurs de transmettre la maladie : il s'agit de la lutte antivectorielle. De plus, l'intensification des cas de résistance aux antipaludéens a permis de renforcer les stratégies de lutte antivectorielle (Murai *et al.,* 2014).

Le contrôle des larves d'anophèles peut se faire par l'utilisation des poissons larvivores qui sont des prédateurs des larves, des bactéries entomopathogènes (*Bacillus thuringiensis*, *Bacillus sphaericus*) et des champignons entomopathogènes (*Metarhizium anisopliae, Beauveria bassiana)* qui émettent des toxines contre eux (Bukhari *et al.,* 2011 ; Blanford *et al.,* 2012; Zogo *et al.,* 2019). L'inefficacité des outils de contrôle des larves repose essentiellement sur le caractère temporaire des habitats de reproduction des larves et donc la difficulté de les localiser. À cause de cette difficulté, la lutte contre les moustiques adultes est plus répandue.

Le contrôle du vecteur adulte repose en grande partie sur l'utilisation des insecticides via les moustiquaires imprégnées d'insecticide (MIIs) et les aspersions intra-domiciliaires (AIDs). L'AID consiste en l'application d'insecticide sur les surfaces intérieures des murs et toits des habitations et autres structures (magasins, latrines, étables, écoles, lieux de culte, etc.). Les MIIs sont très utilisées en Afrique subsaharienne pour leur rapport coût/efficacité, contrairement aux AIDs plus onéreuses et nécessitant une assistance technique. Depuis 2011, et suivant un intervalle de 3 ans, plus de 20 millions de moustiquaires imprégnées d'insecticide à longue durée d'action (MILDAs) ont été distribuées gratuitement au Cameroun, contribuant à une réduction parasitologique de la transmission du paludisme. Par contre, la réduction entomologique n'est pas claire au Nord et dans l'extrême–Nord, contrairement aux autres régions du pays. La longue durée d'action des MILDAs permet une utilisation sur plusieurs années (3-4 ans) avant un remplacement. Cependant, une disparité a été enregistrée entre les régions dans les taux d'utilisation de ces moustiquaires. Cette disparité est liée aux us et coutumes des populations. D'où la nécessité de communiquer sur le bien fondé de l'utilisation des MILDAs. En outre, cette communication devrait être adaptée à chaque culture ou région. Une lutte efficace passe également par des taux de couverture de 100 % (une moustiquaire pour deux personnes) dans toutes les régions. À l'Ouest Cameroun, certains foyers n'ont pas reçu de MIIs à cause de leur indisponibilité lors des campagnes de recensement et de distribution (Sidiki *et al.*, 2020). Cette situation souligne le besoin d'ajuster les moyens de distribution dans plusieurs localités. La résistance aux insecticides est en train de compromettre l'efficacité des MILDAs et la lutte antivectorielle. Dans le but d'augmenter l'efficacité des MILDAs, plusieurs pays africains, dont la Côte d'Ivoire et le Burkina Faso ont fait des études pilotes avec des moustiquaires de nouvelle génération *« Interceptor G2 »* et/ou de pypéronil-butoxyde (Camara *et al.,* 2018). Ces moustiquaires de nouvelle génération devraient permettre de mieux combattre les résistances métaboliques qui seront abordées dans les prochains paragraphes. La résistance aux insecticides est une situation préoccupante qui implique une gestion intégrée des vecteurs du paludisme pour une lutte plus efficace, rentable et viable. Il devient donc indispensable de comprendre les mécanismes impliqués dans la résistance aux insecticides, notamment la résistance métabolique qui est très répandue.

Avant d'aborder les mécanismes de résistance et les gènes impliqués dans la résistance aux insecticides, rappelons les insecticides utilisés en santé publique et leur mode d'action.

2.6 Les insecticides et leur mode d'action

Les insecticides sont des produits/substances/ préparations ayant les propriétés de tuer les insectes par contact ou ingestion d'une dose dite létale. Les classes d'insecticide les plus utilisées contre les moustiques sont : les pyréthrinoïdes, organochlorés, carbamates et organophosphorés. En plus, et dans le but de baisser la pression de sélection, les pyrroles et les néonicotinoïdes sont également utilisés (OMS, 2019 ; Oxborough *et al.*, 2019 ; Ngufor *et al.*, 2020). Ces dernières classes sont très utilisées en agriculture et ne seront pas abordées dans cet ouvrage. D'autant plus que l'utilisation des néonicotinoïdes ne fait pas l'unanimité dans les communautés et plusieurs pays envisagent son interdiction. En effet, les néonicotinoïdes sont associés à la destruction des abeilles, des oiseaux et autres organismes vivants (Nanfack-Minkeu *et al.*, 2015 ; Calvo-Agudo *et al.*, 2019).

2.6.1 Les pyréthrinoïdes

C'est la classe d'insecticide la plus utilisée pour imprégner les MIIs, de par leur faible toxicité pour les vertèbres terrestres, leur courte demi-vie dans l'environnement et leur coût abordable. Les pyréthrinoïdes sont classifiés selon leur structure, leur toxicologie et l'absence (type I) ou la présence (type II) du groupe alpha-cyano sur le phenoxybenzyle (Schleier *et al.*, 2011). La perméthrine et la bifenthrine appartiennent au type I. Ce type de composé se caractérise par de faibles toxicités vis-à-vis des vertèbres et par une action rapide sur les insectes (effet knock-down ou KD). La deltaméthrine, l'alpha-cyperméthrine et la lambda-cyhalothrine appartiennent au type II et sont plus stables et actives que ceux du type I, mais plus nocifs pour les vertébrés, tandis que l'étofenprox est un pseudo pyréthrinoïde n'appartenant ni au type I ni au type II.

Les pyréthrinoïdes se lient aux canaux sodium des neurones de l'insecte, augmentant ainsi le temps d'ouverture des canaux. D'où une transmission répétée de l'influx nerveux, qui aboutit à des convulsions, puis la perte de coordination, la paralysie (KD) et la mort de l'insecte.

2.6.2 Les organochlorés

Ce sont des composés contenant généralement le carbone, l'hydrogène et le chlore. En fonction de la structure, on peut distinguer dans ce groupe les cyclodiènes comme le chlordane, le dichloro-diphényl-trichoroéthane (DDT), les aldrines et dieldrines. Le DDT est le plus célèbre des organochlorés pour avoir fait le bonheur des programmes d'éradication du paludisme dans les années 50. Mais depuis quelques années, de multiples résistances ont été détectées et ceux jusqu'à nos jours. La plupart des populations anophéliennes des pays endémiques sont résistantes au DDT (Sacca et Guy, 1960). En plus de ces résistances, la rémanence, la non-biodégradabilité et la bioaccumulation du DDT sont de véritables problèmes pour l'environnement et la santé humaine du fait des résidus chimiques retrouvés dans nos aliments (Meeker *et al.*, 2008 ; Zeinab *et al.*, 2011 ; Zendehdel *et al.*, 2014). Néanmoins, les résistances aux pyréthrinoïdes ont poussé certains pays comme le Mozambique à réintroduire le DDT suivant les stratégies de rotation des insecticides (Cuamba *et al.*, 2010). Cette dernière situation exemplifie la gestion des résistances aux insecticides par rotation.

Les organochlorés ont des mécanismes d'action et des cibles similaires aux pyréthrinoïdes, d'où les résistances croisées entre ces deux classes. La dieldrine, bien qu'appartenant à cette classe d'insecticide, exerce son effet neurotoxique via l'acide gamma aminobutyrique (GABA).

2.6.3 Les carbamates

Les racines de *Physostigma venenosum*, haricot d'Afrique de l'Ouest, sont à l'origine des carbamates. Les plus utilisés en santé publique sont le propoxur et le bendiocarbe. Très peu de résistances ont été détectées avec ces insecticides et ils se présentent par conséquent comme alternatives aux pyréthrinoïdes (Kloke *et al.*, 2011). Les insecticides carbamates se fixent à l'acétylcholinestérase (AChE) via leur complémentarité structurale et exercent leurs actions neurotoxiques en inhibant l'AChE et entrainant ainsi une accumulation de l'acétylcholine dans les jonctions synaptiques. L'accumulation de ce neurotransmetteur cause une stimulation continue du muscle ou de la fibre nerveuse, d'où la paralysie et la mort de l'insecte (Fukuto, 1990).

2.6.4 Les organophosphorés

Cette classe d'insecticide a la même cible et les mécanismes d'action similaires avec les carbamates, d'où des résistances croisées entre ces deux classes. Les insecticides de cette classe sont : le parathion, le diazinon, le déméthon, le dichlorvos, le disulfoton, le fenthion, le chloropyrifos, le *pyrimiphos-methyl* et le malathion (Fukuto, 1990). Les niveaux de résistance chez les anophèles aux organophosphorés sont faibles ou inexistants dans certaines localités du Cameroun (Kloke *et al.* 2011 ;

Menze *et al.* 2018). Ainsi, dans la localité de Mibellon, les taux de mortalité après exposition au malathion varient de 98 à 100 % chez *An. funestus s.s.* (Menze *et al.*, 2018).

La figure ci-dessous résume quelques mécanismes de résistance et les cibles des principaux insecticides.

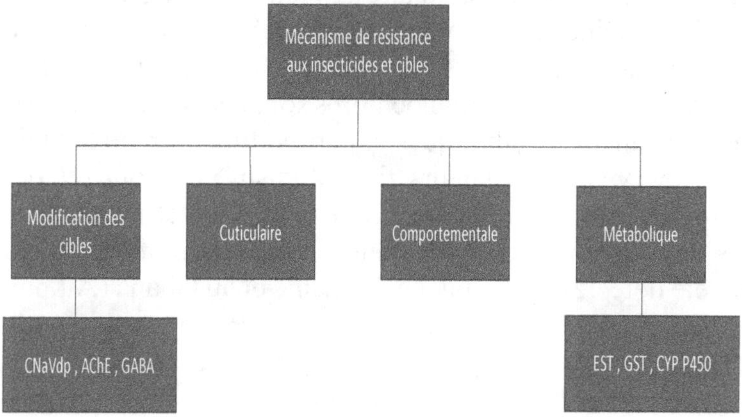

Figure 2 : Les mécanismes de résistance et les cibles des insecticides. Les principaux sont : l'acétylcholinestérase (AChE), le récepteur *gamma-aminobutyric acid* (GABA) ou Acide Gamma-aminobutyrique et le canal sodium voltage dépendant (CNaVdp). Les estérases (EST), les glutathion-s-transférases (GST), les cytochromes P450 monooxygénases (CYP P450).

2.7 La résistance aux insecticides

Elle est définie comme la capacité d'une lignée de population d'insectes à tolérer des doses d'un toxique qui sont létales à la majorité d'individus d'une population normale de la même espèce. Elle peut aussi être définie comme la sélection d'un caractère héritable dans une population d'insectes qui résulte d'un échec répété du principe actif d'un insecticide à fournir le niveau d'efficacité attendu lorsqu'il est utilisé comme recommandé.

La résistance aux insecticides peut être due à un changement du comportement de l'insecte (résistance comportementale), une surexpression des enzymes de détoxification (résistance métabolique), une modification de la cible, une non pénétration de l'insecticide dans l'insecte (résistance cuticulaire). Selon l'OMS, la résistance aux insecticides recommandés en santé publique n'a cessé d'augmenter à travers le globe (OMS, 2018). Les pyréthrinoïdes et les organochlorés sont les plus touchés par les résistances métaboliques et par modification de la cible chez les vecteurs majeurs du paludisme (Aïzoun *et al.*, 2014 ; Riveron *et al.*, 2014a ; Menze *et al.*, 2018). Quelques cas de résistance aux carbamates et aux organophosphorés ont été détectés au Benin, en Tanzanie et au Ghana (Aïkpon *et al.*, 2013 ; Essandoh *et al.*, 2013 ; Protopopoff *et al.*, 2013). La résistance croisée est observée entre les organochlorés et les pyréthrinoïdes puisqu'ayant les mêmes cibles et mécanismes d'action. Pour ces mêmes raisons, il existe également une résistance croisée entre carbamates et organophosphorés. La résistance aux insecticides est plus poussée dans les localités d'utilisation intensive des insecticides, mettant ainsi en relief des adaptations rapides à une forte pression de sélection.

2.7.1 Résistance par modification de la cible

Elle résulte d'un changement de conformation de la protéine cible de l'insecticide entrainant une baisse ou non efficacité de l'insecticide. Des substitutions et des délétions de nucléotides (mutations) entrainant une modification de l'acide aminé (aa) sont généralement à l'origine de ce changement de conformation. Les principales cibles au niveau du système nerveux sont : l'acétylcholinestérase (AChE), le récepteur de l'acide Gamma-aminobutyrique (GABA) et le canal sodium voltage dépendant (CNaVdp).

2.7.1.1 Résistance par modification du canal sodium voltage dépendant ou kdr

Le canal sodium voltage dépendant (CNaVdp) est une protéine transmembranaire de 1800 acides aminés, quatre domaines transmembranaires répétés en tandem (I à IV), formant un pore perméable aux ions Na+ et comprenant chacun six segments (S1-S6) reliés par des boucles. Des mutations dans cette protéine confèrent une résistance de type *knock-down* (kd) aux pyréthrinoïdes et au DDT chez les populations porteuses de ces allèles. Les mutations décrites sont : L1014F (Leu-à-Phe) ou *kdr* d'Afrique de l'Ouest et L1014S (Leu-à-Ser) ou *kdr* d'Afrique de l'Est chez *An. gambaie* ; et L1014C (Leu-à-Cys) chez *An. sinensis* en Corée du Nord (Kang *et al.,* 2012). Les mutations L1014F et L1014S sont présentes simultanément dans plusieurs pays africains dont le Cameroun, l'Ouganda, le Benin et le Gabon avec des fréquences variables en fonction des localités (Étang *et al,.* 2006 ; Pinto *et al.,* 2006 ; Pinto *et al.,* 2007 ; Menze *et al.*, 2018). La mutation *kdr* n'a jamais été détectée chez certaines espèces anophéliennes et les mécanismes de résistance les plus décrits ici sont métaboliques (Djouaka *et al.,* 2011). Cette mutation *kdr* est bien étudiée grâce à sa détection facile par des outils tels que l'Allele *Specific Polymerase Chain Reaction* (AS-PCR) multiplex, la *Hot Ligation Oligonucleotide Assay* (HOLA), *Sequence Specific Oligonucleotide Probe – Enzyme-Linked ImmunoSorbent Assay* (SSOP-ELISA) et la *Taqman real time PCR* (Lynd *et al.,* 2005 ; Bass *et al.,* 2007 ; Choi *et al.,* 2010). De par son coût, sa simplicité, la non implication des réactifs toxiques et sa robustesse, la HOLA est très utilisée dans l'étude des mutations *kdr* d'Afrique de l'Ouest et de l'Est (Lynd *et al.,* 2005). La *Taqman* est très sensible et spécifique, mais elle demeure très couteuse (Bass *et al.,* 2007).

2.7.1.2 Résistance due à l'acétylcholinestérase (AChE)

L'acétylcholinestérase est une glycoprotéine à serine hydrolase qui hydrolyse l'acétylcholine, un neurotransmetteur présent dans la fente synaptique, en choline et acide acétique. Les insecticides de la famille des carbamates et des organophosphorés agissent sur l'acétylcholinestérase en se fixant aux résidus serines, d'où son inhibition qui entraine le prolongement de l'influx nerveux et la mort de l'insecte par accumulation de l'acétylcholine (Weill *et al.,* 2003 ; Pang, 2006).

Chez *Culex pipiens, An. albimanus* et *An gambiae*, le gène ace-1 qui code pour la cible de l'AChE est muté au niveau du codon 119 avec substitution de la glycine par la sérine (G119S). Cette mutation entraine une résistance aux carbamates et aux organophosphorés. La substitution de la glycine par la sérine provoque un encombrement stérique plus important, qui réduirait l'accessibilité du site actif aux insecticides. Une PCR/RFLP en utilisant l'enzyme de restriction *Alu*I, permet de détecter cette mutation (Weill *et al.,* 2003 ; Weill *et al.*, 2004). La modification de l'AChE serait également à l'origine de la résistance au malathion observée chez les populations d'*An. subpictus* s.l., vecteur important au Sri Lanka (Surendran *et al*., 2012).

2.7.1.3 Résistance due au récepteur GABA

L'Acide Gamma-aminobutyrique (GABA) est un acide aminé présent dans les neurones et synthétisé à partir de la glutamine sous l'influence de l'acide glutamique décarboxylase utilisant le pyridoxal phosphate comme cofacteur. Stocké dans les granules des terminaisons présynaptiques et libéré dans la fente synaptique, il agit sur des récepteurs spécifiques de type GABA-A et GABA-B situés sur la fibre postsynaptique. La fixation du GABA sur le récepteur A, entraîne une réponse rapide alors qu'avec le type B, la réponse est lente. Le type A est un complexe macromoléculaire, un hétéro pentamère transmembranaire formé de cinq sous-unités formées, chacune d'une boucle de cystéine extracellulaire et quatre domaines transmembranaires (M1-M4). Ces sous-unités sont disposées autour d'un canal central perméable préférentiellement aux ions Cl^- et qui peut être ouvert ou fermé. Son ouverture commandée par le GABA résulte de la pénétration des ions Cl^- et une hyperpolarisation cellulaire. Les insecticides agissent en causant une hyperpolarisation continue qui entraîne la mort de l'insecte.

La mutation *Rdl* ou A296S (substitution de l'alanine en serine au niveau du codon 296) dans la sous-unité gamma, domaine transmembranaire 2 (M2), est impliquée dans la résistance à la dieldrine chez *An. arabiensis*, *An. stephensi* et *Ae. aegypti* (Du *et al.,* 2005 ; Wondji *et al.,* 2011). Chez les populations résistantes d'*An. funestus* en provenance du Cameroun et du Burkina Faso, les mutations A296S et V327I ont été détectées par pyroséquençage et PCR-RFLP (Wondji *et al.,* 2011). Ces derniers auteurs ont signalé par contre l'absence de ces mutations *Rdl* en Afrique de l'Est (Ouganda) et dans les pays d'Afrique du Sud, à l'instar du Malawi et du Mozambique.

2.7.2 Résistance comportementale

Elle se traduit par des insectes qui deviennent résistants en évitant le contact avec le produit toxique ou en limitant la durée de ce contact de telle sorte qu'il ne soit pas létal. Il s'agit d'une réponse à un stimulus externe. Il existe deux types de résistance comportementale : les résistances dépendantes du stimulus qui impliquent la reconnaissance du toxique par stimulation sensorielle de l'insecte et les résistances indépendantes du stimulus qui se développent sans stimulation sensorielle de l'insecte. Ce dernier cas peut être illustré par les aspersions intra-domiciliaires qui sélectionnent certains insectes en fonction du comportement. Des études réalisées en Thaïlande ont montré une résistance comportementale chez plusieurs espèces anophéliennes résultant d'un échappement rapide dès le contact avec l'insecticide (Chareonviriyaphap et *al.*, 2013). Ce type de résistance est difficile à étudier à cause de la difficulté de conception des approches expérimentales.

2.7.3 Résistance cuticulaire

Elle s'explique par une modification de la cuticule membranaire de l'insecte qui réduit la pénétration de l'insecticide. La cuticule est une enveloppe d'exosquelette de composition variable dont les modifications impliquées dans la résistance aux insecticides peuvent être : une surexpression des gènes cuticulaires (CPLC), une augmentation de l'épaisseur et bien d'autres mécanismes. Malgré des niveaux de résistance faible, la résistance cuticulaire a été détectée chez *Musca domestica*, *Culex sp.*, *An. gambiae* et *An. funestus* (Awolola *et al.*, 2009 ; Wood *et al.*, 2010). Ce mécanisme de résistance couplé à d'autres mécanismes pourrait entrainer une résistance multiplicative.

2.7.4 Résistance métabolique

C'est le mécanisme de résistance le plus répandu. La résistance métabolique peut être due à une surexpression d'enzymes naturellement présentes chez les insectes et assurant la détoxication/séquestration des xénobiotiques/ insecticides (Hemingway *et al.*, 1998 ; Chandor-Proust *et al.*, 2013). Ces enzymes essentiellement des estérases, des glutathion-s-transférases et des oxydases à cytochrome P-450 (Kwiatkowska *et al.*, 2013).

2.7.4.1 Les estérases

Les estérases (ESTs) ont le numéro de classification EC 3.1., où le troisième et quatrième chiffre sont variables et dépendent de la nature de la liaison hydrolysée et de la spécificité du substrat. Elles catalysent l'introduction d'une molécule d'eau au niveau d'une liaison ester ou amide spécifique d'un substrat. Cette superfamille regroupe les protéases, lipases, estérases, déshalogénasses, peroxydases et les époxydes hydrolases. Les feuillets alpha et beta constituent la base de leur structure contenant huit brins connectés par des hélices enroulées (Montella *et al.,* 2012). En fonction des interactions qui existent entre estérases et les organophosphorés (OP), il existe des estérases A (Est-A) qui sont capables d'hydrolyser les molécules, les estérases B (Est-B) qui sont inhibées par les OPs et les estérases C (Est-C) qui ne réagissent pas aux OPs. Une autre classification consiste à les nommer Estα et Estβ en fonction de leur capacité à hydrolyser l'α-naphthyl acétate et le β-naphthyl acétate respectivement (Montella *et al.,* 2012).

Chez *Culex pipiens,* les gènes Est-2 et Est-3 sont impliqués dans la résistance aux organophosphorés. Ces gènes codent pour des estérases qui piègent ou métabolisent les insecticides avant qu'ils puissent inhiber l'acétylcholinestérase des synapses. Dans les cas de résistance, ces estérases sont produites en excès à cause d'un processus d'amplification du nombre de copies des gènes qui les codent dans le génome ou une augmentation de leur expression (Weill *et al.,* 2003). Au Benin, les estérases sont impliquées dans les résistances à la perméthrine, à la deltaméthrine et au bendiocarbe chez *An. gambaie* (Aïzoun *et al.*, 2013).

2.7.4.2 Les glutathion-s-transférases (GSTs)

Les glutathion-s-transférases sont très impliqués dans les réactions de détoxification de la phase II chez les humains. Les GSTs interviennent en transférant les glutathions en substrats électrophiles issus de la phase I afin de permettre leur élimination après le transport via la bile et l'urine (Sheehan *et al.,* 2001 ; Jancova *et al.,* 2010). Chez les anophèles, ils sont majoritairement impliqués dans la résistance au DDT et certains gènes à l'instar de AgGST1-5, AgGST1-6 et AfGSTe2 confèrent une résistance croisée aux pyréthrinoïdes et au DDT (Ranson *et al.,* 1997 ; Ranson *et al.*, 2001; Riveron *et al.,* 2014b).

On distingue la superfamille soluble ou cytosolique des GSTs et celle des protéines associées à la membrane en eicosanoïde et au métabolisme du glutathion (MAPEG : *membrane-associated proteins in eicosanoid and glutathione metabolism*). Ces dernières sont majoritairement impliquées dans la biosynthèse des leucotriènes, prostanoïdes et des molécules de signalisation à l'instar des lipides endogènes (Sheratt et Hayes, 2001). Les GSTs solubles et très étudiés pour leur rôle de détoxification sont distribués dans le cytoplasme, le noyau, les mitochondries et dans les peroxysomes. L'évaluation de l'activité des GSTs cytosoliques se fait généralement en utilisant leur substrat universel le *1-chloro-2,4-dinitrobenzene* (CDNB) (Jancova *et al.,* 2010). Les GSTs appartenant à la même classe partagent plus de 60 % d'identité tandis que ceux partageant moins de 30 % sont dans des classes différentes. Chez les insectes, il existe donc six classes de GST qui sont Delta, Epsilon, Omega, Theta, Sigma et Zeta.

2.7.4.3 Cytochrome P450

Les mono oxygénases à cytochrome P450 ou *mixed function oxydase* (MFO) sont des enzymes à noyau d'hèmethionate impliqués dans plusieurs voies de biosynthèse et de détoxification des xénobiotiques. Cette dernière fonction est autant plus importante qu'elle cause un véritable problème de santé publique qui est la résistance aux insecticides. La résistance métabolique causée par les cytochromes P450 (CYP P450) est la plus répandue des mécanismes de résistance (Hao *et al.,* 2014). Ces enzymes du réticulum endoplasmique et des microsomes sont impliqués dans l'introduction d'une molécule d'oxygène (mono oxygénation) dans le xénobiotique à éliminer en phase I (Sheehan *et al.*, 2001 ; Jancova *et al.,* 2010). La réaction d'oxydation peut être l'hydroxylation, l'époxydation ou l'oxygénation d'un hétéroatome (Müller *et al.,* 2008). La présence de la NADPH cytochrome P450 réductase partenaire redox des CYPs P450 est indispensable à leur fonctionnement comme nous le montre la figure ci-dessous (Fig. 3). Son autre partenaire redox est le CYP b5 dont l'importance varie en fonction du substrat (Sergeev *et al.*, 2014).

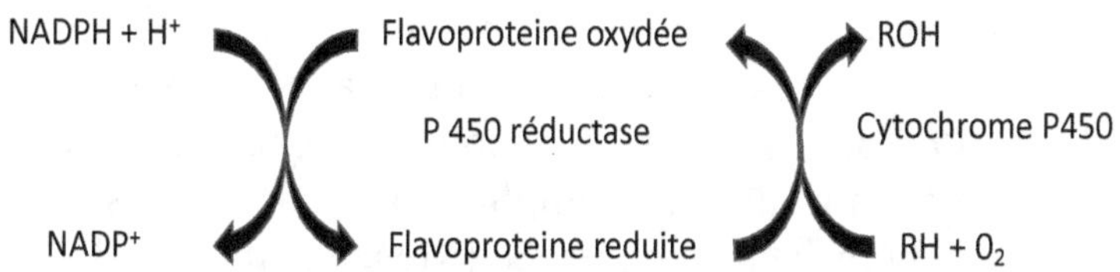

Figure 3 : Oxydation d'un xénobiotique (RH) par les cytochromes P450 produisant un xénobiotique hydroxylé (ROH). Le xénobiotique peut être un médicament ou un insecticide (Adaptée de Sergeev *et al.,* 2014).

La superfamille des cytochromes P450 est estimée à 105 gènes chez *An. gambiae*. Leur nomenclature repose sur la base de l'identité des séquences protéiques et la phylogénie. Ainsi, dans le CYP6P9, CYP6 représente la famille, P désigne la sous-famille et 9 l'iso forme. CYP6P9 de la lignée *An. funestus* FANG et CYP6P13 de la lignée *An. funestus* fumoz partagent 93,7 % d'identité (Matambo,

2010). Les CYPs appartenant à la même famille ont au moins 40 % d'acides aminés (aa) identiques et celles de la même sous-famille un minimum de 55 % d'identité. La modélisation, la cristallisation et la diffraction aux rayons X ont contribué à une meilleure connaissance de la structure des CYPs. Ils sont donc constitués d'une partie protéique (l'apoprotéine) et d'un groupement prosthétique (l'hème) dont le fer central est lié à quatre azotes pyrroliques de la porphyrine et à l'apoprotéine par une cystéine. La structure tridimensionnelle est un enchaînement de feuillet béta.

L'implication des CYPs dans la résistance aux insecticides peut être mise en évidence par :

- L'utilisation de composés inhibiteurs des CYPs qui sont des synergistes à l'action des insecticides tels que le pypéronil-butoxyde (PBO). Elle consiste à évaluer la susceptibilité des insectes aux insecticides en présence et absence de PBO. Ainsi, les anophèles du Nord Cameroun appartenant au groupe *An. funestus* et au complexe *An. gambiae ;* et résistants à la perméthrine et la deltaméthrine avant exposition au PBO sont devenus susceptibles après exposition, confirmant ainsi une implication majeure des CYPs dans la résistance observée (Menze *et al.,* 2018).
- Des approches qui utilisent les substrats connus des CYPs comme la 7-ethoxycoumarine ou la 7-ethoxyresofurine afin d'estimer les activités « globales » de ces enzymes.
- Des outils permettant de quantifier leur niveau d'expression tels que des *microarrays*, des séquençages d'ARN (RNAseq) et la PCR en temps réel.

L'association de ces outils à des tests *in-vitro* (*metabolism assays*) et des tests *in-vivo* ont prouvé que ces enzymes sont très impliquées dans la résistance aux pyréthrinoïdes et confèrent parfois une résistance croisée avec le DDT (Riveron *et al.,* 2014a).

Face à l'ampleur et la difficulté que représentent les résistances aux insecticides, il est nécessaire de savoir les reconnaître et les détecter efficacement. Une fois que les tests standards (bioassays) ont montré leur présence, les marqueurs moléculaires et biochimiques doivent être mis en place pour leur détection. Lorsque le mécanisme de résistance est identifié, l'insecticide adéquat doit être utilisé, raison pour laquelle l'utilisation des insecticides doit être contrôlée. Les utilisations abusives et incontrôlées doivent être condamnées.

La rotation des classes d'insecticide reste un moyen efficace pour lutter contre l'émergence des résistances qui touche une classe particulière. Raison pour laquelle il est urgent de trouver une alternative aux pyréthrinoïdes dans l'imprégnation des moustiquaires.

Des méthodes alternatives comme mentionnées ci-haut devraient être découvertes. Le Cameroun devrait commencer à mener des études sociologiques, anthropologiques et moléculaires à propos des méthodes innovantes comme la para-transgénèse, la mutagenèse des gènes clés de la compétence vectorielle aux plasmodies, les mâles stériles et bien d'autres outils qui seront abordés dans les prochains chapitres (Chap. 7).

Conclusion

Ce chapitre a présenté sommairement le paludisme, sa morbidité, sa mortalité et les outils de lutte anti-vectorielle. Il a insisté sur les vecteurs du paludisme, l'anophèle dont la faune est diversifiée au Cameroun. Il en ressort qu'il manque d'outils moléculaires pour caractériser les anophèles secondaires dont l'implication dans la transmission peut être supérieure à celle des vecteurs majeurs dans certaines localités. Il est nécessaire de se pencher sur la modification du comportement des vecteurs, notamment ceux qui deviennent exophages et exophiles pour éviter les insecticides à l'intérieur des habitations ; ou ceux qui piquent en journée. Il est clair que le prochain défi sera de faire face aux changements de comportement des vecteurs. Ces changements rendent les insecticides peu efficaces, d'où la nécessité d'ajouter à l'arsenal de lutte des méthodes biologiques et génétiques. De plus, des moyens supplémentaires devraient être mis à la disposition de la cellule en charge de l'homologation des insecticides au Cameroun. Ces moyens devraient permettre d'étendre les actions de cette cellule et de renforcer la collaboration entre les entomologistes médicaux et agronomes afin de mieux gérer la résistance aux insecticides. Il est urgent de baisser la pression de sélection des gènes impliqués dans la résistance aux pyréthrinoïdes. Les méthodes empiriques sont généralement absentes du contrôle des anophèles, entrainant une situation surprenante et anormale pour les profanes et certains scientifiques. Ces méthodes utilisées dans les localités les plus démunies et enclavées devraient être cataloguées et optimisées afin de les vulgariser. Contrairement à d'autres maladies vectorielles transmises par les moustiques et qui possèdent un vaccin, le paludisme n'en a pas, d'où la nécessité pour les touristes d'utiliser les répulsifs anti-moustiques en journée et les MIIs en soirée. Le choix du répulsif devrait être fait en consultation avec un expert local qui maîtrise la susceptible des anophèles aux différentes molécules actives.

La difficulté à contrôler le paludisme au Cameroun réside dans la diversité des vecteurs qui sont résistants aux insecticides couramment utilisés, l'insalubrité, le manque de connaissance sur la maladie au sein des populations locales, l'absence de vaccin et la résistance aux médicaments. Cette dernière est favorisée par l'automédication et la disponibilité de faux médicaments dans les marchés et les rues. Il est donc temps que le gouvernement assainisse ce domaine en renforçant les stratégies de contrôle et en appliquant des sanctions dissuasives. Avant utilisation par les populations, les antipaludiques devraient être testés par les autorités compétentes. Puis certains devraient être achetés uniquement sur ordonnance. Les campagnes de sensibilisation et d'éducation devraient être renforcées et disponibles dans tous les centres de santé du territoire national.

Références

Aïkpon R, Agossa F, Ossè R, Oussou O, Aïzoun N, Oké-Agbo F, & Akogbéto M. 2013. Bendiocarb resistance in Anopheles gambiae s.l. populations from Atacora department in Benin, West Africa: a threat for malaria vector control. *Parasites & vectors*, *6*, 192.

Aïzoun N, Aïkpon R, Padonou GG, Oussou O, Oké-Agbo F, Gnanguenon V, Ossè R, Akogbéto M. 2013. Mixed-function oxidases and esterases associated with permethrin, deltamethrin and bendiocarb resistance in Anopheles gambiae s.l. in the south-north transect Benin, West Africa. *Parasites & Vectors.*, 6(223):1-11.

Aïzoun N, Aïkpon R, Akogbéto M. 2014. Evidence of increasing L1014F kdr mutation frequency in Anopheles gambiae s.l. pyrethroid resistant following a nationwide distribution of LLINs by the Beninese National Malaria Control Programme. *Asian Pacific Journal of Tropical Biomedicine,* 4(3): 239-243.

Antonio-nkondjio C, Kerah CH, Simard F, Awono-Ambene P, Chouaibou M, Tchuinkam T, Fontenille D . 2006. Complexity of the malaria vectorial system in Cameroon: Contribution of secondary vectors to malaria transmission. *Journal of Medical Entomology*, 43(6): 1215-1221.

Antonio-Nkondjio C, Ndo C, Kengne P, Mukwaya L, Awono-Ambene P, Fontenille D, Simard F. 2008. Population structure of the malaria vector *Anopheles moucheti* in the equatorial forest region of Africa. *Malaria Journal*, 7(120):1-10.

Antonio-Nkondjio C, Ndo C, Njiokou F, Bigoga JD, Awono-Ambene P, Etang J, Ekobo AS, Wondji CS. 2019. Review of malaria situation in Cameroon: technical viewpoint on challenges and prospects for disease elimination. *Parasites & Vectors*, 12(1): 501. doi: 10.1186/s13071-019-3753-8.

Antonio-Nkondjio C, Sonhafouo-Chiana N, Ngadjeu CS, Doumbe-Belisse P, Talipouo A, Djamouko-Djonkam L, Kopya E, Bamou R, Awono-Ambene P, Wondji CS. 2017. Review of the evolution of insecticide resistance in main malaria vectors in Cameroon from 1990 to 2017. *Parasites & Vectors*,10(1):472. doi: 10.1186/s13071-017-2417-9.

Awolola TS, Oduola CO A, Strode, Koekemoer SLL, Brooke B, Ranson H. 2009. Evidence of multiple pyrethroid resistance mechanisms in the malaria vector *Anopheles gambiae sensu stricto* from Nigeria. *Transactions of the Royal Society of Tropical Medicine and Hygiene*, 103:1139-1145.

Awono-Ambene HP, Antonio-Nkondjio C, Fontenille D, Kengne P, Simard F. 2004. Description and bionomics of *Anopheles* (Cellia) *ovengensis* (Diptera: Culicidae) a new malaria vector species of the *Anopheles nili* group from South-Cameroon. *Journal Médical Entomologique,* 41(4): 561-568.

Awono-Ambene P, Antonio-Nkondjio C, Toto J-C. NDO C, Etang J, Fontenille D, Simard F. 2009. Epidemiological importance of the *Anopheles nili* group of malaria vectors in equatorial villages of Cameroon, CentraAfrica. *Sciences and Medicines in Africa*, 1:13-20.

Barrón MG, Paupy C, Rahola N, Akone-Ella O, Ngangue MF, Wilson-Bahun TA, Pombi M, Kengne P, Costantini C, Simard F, González J, Ayala D. 2019. A new species in the major malaria vector complex sheds light on reticulated species evolution. *Scientific Reports*, 9(1):14753.

Bass C, Nikou D, Donnelly JM, Williamson SM, Ranson H, Ball A, Vontas J, Field ML. 2007. Detection of knockdown resistance (kdr) mutations in *Anopheles gambiae*: a comparison of two new high-throughput assays with existing methods. *Malaria Journal*, (6)111:1-14.

Bigoga JD, Nanfack FM, Awono-Ambene PH, Patchoke S, Atangana J, Otia VS, Fondjo E, Moyou RS, Leke RGF. 2012. Seasonal prevalence of malaria vectors and entomological inoculation rates in the rubber cultivated area of Niete, South Region of Cameroon. *Parasites & Vectors.*, 5(197): 1-7.

Blandin S, Shiao SH, Moita LF, Janse CJ, Waters AP, Kafatos FC, Levashina EA. 2004. Complement-like protein TEP1 is a determinant of vectorial capacity in the malaria vector *Anopheles gambiae*. *Cell,* 116(5):661-670.

Blanford S, Jenkins NE, Christian R, Chan BHK, Nardini L, Osae M, Koekemoer L, Coetzee M, Read AF, Thomas MB. 2012. Storage and persistence of a candidate fungal biopesticide for use against adult malaria vectors. *Malaria Journal*, 11(354):1-14.

Bukhari T, Takken W, Koenraadt CJM. 2011. Development of *Metarhizium anisopliae* and *Beauveria bassiana* formulations for control of malaria mosquito larvae. *Parasites & Vectors*, (4)23:1-12.

Calvo-Agudo M, González-Cabrera J, Picó Y, Calatayud-Vernich P, Urbaneja A, Dicke M, & Tena A. 2019. Neonicotinoids in excretion product of phloem-feeding insects kill beneficial insects. *Proceedings of the National Academy of Sciences of the United States of America, 116*(34), 16817–16822.

Camara S, Ahoua Alou LP, Koffi AA, Clegban Y, Kabran JP, Koffi FM, Koffi K, & Pennetier C. 2018. Efficacy of Interceptor® G2, a new long-lasting insecticidal net against wild pyrethroid-resistant Anopheles gambiae s.s. from Côte d'Ivoire: a semi-field trial. Efficacité d'Interceptor® G2, une nouvelle moustiquaire imprégnée à longue durée contre Anopheles gambiae s.s. résistant aux pyréthroïdes en Côte d'Ivoire : évaluation en milieu semi-naturel. *Parasite (Paris, France)*, *25*, 42.

Chandor-Proust A, Bibby J, Regent-Kloeckner M, Roux J, Guittard-Crilat E, Poupardin R, Riaz MA, Paine M, Dauphin-Villemant C, Reynaud S, David J-P. 2013**.** The central role of mosquito cytochrome P450 CYP6Zs in insecticide detoxification revealed by functional expression and structural modeling. *Biochemical Journal*, 455, 75–85.

Chareonviriyaphap T, Bangs MJ, Suwonkerd W, Kongmee M, Corbel V and Ngoen-Klan R. 2013. Review of insecticide resistance and behavioral avoidance of vectors of human diseases in Thailand. *Parasites & Vectors*, 6:280.

Choi KS, Spillings BL, Coetzee M, Hunt RH, Koekemoer LL. 2010. A comparison of DNA sequencing and the hydrolysis probe analysis (TaqMan assay) for knockdown resistance (kdr) mutations in *Anopheles gambiae* from the Republic of the Congo. *Malaria Journal*, 9(278):1-6.

Coetzee M, Hunt RH, Wilkerson R, Della-Torre A, Coulibaly MB and Besansky NJ. 2013. *Anopheles coluzzii* and *Anopheles amharicus*, new members of the *Anopheles gambiae* complex. *Zootaxa,* 3619 (3): 246–274.

Cohuet A, Simard F, Toto JC, Kengne P, Coetzee M, Fontenille D. 2003. Species identification within the Anopheles funestus group of malaria vectors in Cameroon and evidence for a new species. *American Journal* of *Tropical Medicine* and *Hygiene*, 69(2):200-5.

Cuamba N, Morgan JC, Irving H, Steven A, Wondji CS. 2010. High level of pyrethroid resistance in an *Anopheles funestus* population of the Chokwe District in Mozambique. *Plos ONE,* 5(6):e11010.

Dinglasan RR, Devenport M, Florens L, Johnson JR, McHugh CA, Donnelly-Doman M, Carucci DJ, Yates JR 3rd, Jacobs-Lorena M. 2009. The *Anopheles gambiae* adult midgut peritrophic matrix proteome. *Insect Biochemistry qnd Molecular Biology,* 39(2):125-34. doi: 10.1016/j.ibmb.2008.10.010.

Djouaka R, Irving H, Tukur Z, Wondji CS. 2011. Exploring Mechanisms of Multiple Insecticide Resistance in a Population of the Malaria Vector *Anopheles funestus* in Benin. *PLoS ONE* , 6(11): 1-10.

Du W, Awolola TS, Howell P, Koekemoer LL, Brooke BD, Benedict MQ, Coetzee M, Zheng L. 2005. Independent mutations in the Rdl locus confer dieldrin resistance to

Anopheles gambiae and *An. arabiensis*. *Insect Molecular Biology*, 14(2):179-183.

Ela ME, Cumber SN, Dakenyo RD, Tekam DD, Heumou PCB, Marvin GL, Ateudjieu J, Tsakoue EF. 2019. Association entre le paludisme et le faible poids de naissance à Yaoundé, Cameroun [Association between malaria and low birth weight in Yaounde, Cameroon]. *Pan African Medical Journal*. 33:127. French. doi: 10.11604/pamj.2019.33.127.18101.

Essandoh J, Yawson AE, Weetman D. 2013. Acetylcholinesterase (Ace-1) target site mutation 119S is strongly diagnostic of carbamate and organophosphate resistance in Anopheles gambiae s.s. and Anopheles coluzzii across southern Ghana. *Malaria Journal*, 9 ; 12(1):404.

Etang J, Fondjo E, Chandre F, Morlais I, Brengues C, Nwane P, Chouaibou M, Ndjemai H, Simard F. 2006. Short report : first report of knockdown mutations in the malaria vector *Anopheles gambiae* from Cameroon. *American Journal of Tropical Medicine and Hygiene*, 74(5): 795–797.

Fru-Cho J, Bumah VV, Safeukui I, Nkuo-Akenji T, PK Titanji VPK, Haldar K. 2014. Molecular typing reveals substantial *Plasmodium vivax* infection in asymptomatic adults in a rural area of Cameroon. *Malaria Journal*, 13(170):1-11.

Fru-Cho J, Bumah VV, Safeukui I, Nkuo-Akenji T, Titanji VP, Haldar K. 2004. Molecular typing reveals substantial *Plasmodium vivax* infection in asymptomatic adults in a rural area of Cameroon. *Malaria Journal,* 3 ; 13:170. doi: 10.1186/1475-2875-13-170.

Fukuto TR. 1990. Mechanism of Action of Organophosphorus and Carbamate Insecticides. *Environmental Health Perspectives*, 87, 245-254.

Garver LS, Dong Y, Dimopoulos G. 2009. Caspar controls resistance to Plasmodium falciparum in diverse anopheline species. *PLoS Pathogens*, 5(3):e1000335.

Gillies MT and De Meillon B. 1968. The Anophelinae of Africa South of the Sahara (Ethiopian Zoogeographical region). 2nd edition, *The South African Institute for Medical Research*, 54: 343p.

Hao CH, Wajidi MFF, Jaal Z. 2014. Molecular Cloning and Xenobiotic Induction of Seven Novel Cytochrome P450 Monooxygenases in Aedes albopictus. *Journal of Insect Science,* 14 (163) : 1-8.

Hellemond JJV, Rutten M, Koelewijn R, Zeeman A-M, Verweij JJ, Wismans PJ, Kocken CH, Genderen PJJV. 2009. Human *Plasmodium knowlesi* Infection Detected by Rapid Diagnostic Tests for Malaria. *Emerging Infectious Diseases*, 15(9):1-3.

Hemingway J, Hawkes N, Prapanthadara L, Jayawardenal KGI and Hilary Ranson H. 1998. The role of gene splicing, gene amplication and regulation in mosquito insecticide resistance. *Philosophical Transactions of the Royal Society B*, 353: 1695-1699.

Jancova P, Anzenbacher P, Anzenbacherova E. 2010. Phase II drug metabolizing enzymes. *Biomedical papers of the Medical Faculty of the University Palacký, Olomouc, Czechoslovakia*, 154(2):103–116.

Kaindoa EW, Matowo NS, Ngowo HS, Mkandawile G, Mmbando A, Finda M, & Okumu FO. 2017. Interventions that effectively target Anopheles funestus mosquitoes could significantly improve control of persistent malaria transmission in south-eastern Tanzania. *PloS one*, 12(5), e0177807.

Kang S, Jung J, Lee S, Hwang H, Kim W. 2012. The polymorphism and the geographical distribution of the knockdown resistance (kdr) of *Anopheles sinensis* in the Republic of Korea. *Malaria Journal*, 11(151):1-17.

Kipyab PC, Khaemba BM, Mwangangi JM, Charles M Mbogo. 2014. The bionomics of *Anopheles merus* (Diptera: Culicidae) along the Kenyan coast. *Parasites & Vectors*, 6(37):1-6.

Kloke RG, Nhamahanga E, Hunt RH, Coetzee M. 2011. Vectorial status and insecticide resistance of Anopheles funestus from a sugar estate in southern Mozambique. *Parasites & Vectors*, 4:16.

Kweka EJ, Kamau L, Munga S, Lee M-C, Githeko AK, Yan G. 2013. A first report of Anopheles funestus sibling species in westernKenya highlands. *Acta Tropica,* http://dx.doi.org/10.1016.

Lynd A, Ranson McCall PJ, Randle NP, Black IV WC, Walker ED, Donnelly MJ. 2005. A simplified method for pyrethroid knockdown resistance (kdr) detection in *Anopheles gambiae*. *Malaria Journal*, 4(16):1-18.

Magnin M, Fournier D, Pasteur N. 1985. Mécanismes physiologiques de la résistance des insectes aux insecticides. *Cahier ORSTOM, Entomologie médicale et Parasitologie*, 23(4): 273-280.

Manyando C, Mkandawire R, Puma L, Sinkala M, Mpabalwani E, Njunju E, Gomes M, Ribeiro I, Walter V, Virtanen M, Schlienger R, Cousin M, Chipimo M, Sullivan FM. 2010. Safety of artemether-lumefantrine in pregnant women with malaria: results of a prospective cohort study in Zambia. *Malaria Journal*, 9(249):1-12.

Matambo TS. 2010. Biochemical characterization of cytochrome P450 enzyme (CYP6P9) involvement in insecticide resistance in the major malaria vector *Anopheles funestus. PhD thesis, Faculty of Science, University of the Witwatersrand-Johannesburg, South Africa*, 214p.

Mathias DK, Jardim JG, Parish LA, Armistead JS, Trinh HV, Kumpitak C, Sattabongkot J, Dinglasan RR. 2014. Differential roles of an Anopheline midgut GPI-anchored protein in mediating *Plasmodium falciparum* and *Plasmodium vivax* ookinete invasion. *Infection, Genetics and Evolution,* Dec; 28:635-47. doi: 10.1016/j.meegid.2014.05.025.

Meeker JD, Ravi SR, Barr DB, Russ Hauser R. 2008. Circulating estradiol in men is inversely related to urinary metabolites of nonpersistent insecticides. *Reproductive Toxicology*, 25(2): 184–191.

Menze BD, Wondji MJ, Tchapga W, Tchoupo M, Riveron JM, Wondji CS. 2018. Bionomics and insecticides resistance profiling of malaria vectors at a selected site for experimental hut trials in central Cameroon. *Malaria Journal,* 17(1):317. doi: 10.1186/s12936-018-2467-2.

Ministère de la santé-Cameroun. 2011. Plan Stratégique National de Lutte contre le Paludisme au Cameroun 2011-2015. *MINSANTE*, Cameroun. pp 30-50.

Montella IR, Schama R, Valle D. 2012.The classification of esterases: an important gene family involved in insecticide resistance - A Review. *Mem Inst Oswaldo Cruz*, 107(4): 437-449.

Moxon CA, Gibbins MP, McGuinness D, Milner Jr. DA, Marti M. 2020. New Insights into malaria pathogenesis. *Annual Review of Pathology: Mechanisms of Disease,* 15:1, 315-343.

Müller P, Warr E, Stevenson BJ, Pignatelli PM, Morgan JC, Steven A, Yawson AE, Mitchell SN, Ranson H, Hemingway J, Paine MJI, Donnelly MJ. 2008. Field-Caught Permethrin-Resistant Anopheles gambiae Overexpress CYP6P3, a P450 That Metabolises Pyrethroids. *PLoS Genetic*s 4(11): 1-11.

Murai K, Culleton R, Hisaoka T, Endo H, Mita T. 2014. Global distribution of polymorphisms associated with delayed Plasmodium falciparum parasite clearance following artemisinin treatment: Genotyping of archive blood samples. *Parasitology International,* 1-7.

Mutabingwa TK, Muze K, Ord R, Briceno M, Greenwood BM, Drakeley C, Whitty CJM. 2009. Randomized Trial of Artesunate + Amodiaquine, Sulfadoxine- Pyrimethamine + Amodiaquine, Chlorproguanal-Dapsone and SP for Malaria in Pregnancy in Tanzania. *PLoS ONE*, 4(4):1-10.

Nanfack-Minkeu F, Dongmo YZ, Fogang MAR. 2015. Les insectes impliqués dans les pertes post-récoltes des céréales au Cameroun: méthodes actuelles de lutte et perspectives offertes par la transgénèse. *International Journal of Biology and Chemical Sciences*, 9(3):1630-1643.

Ndo C, Simard F, Kengne P, Awono-Ambene P, Isabelle Morlais I, Sharakhov I, Fontenille D, Antonio-Nkondjio C. 2013. Cryptic Genetic Diversity within the *Anopheles nili* group of Malaria Vectors in the Equatorial Forest Area of Cameroon (Central Africa). *Plos ONE,* 8(3):1-13.

Ngufor C, Fongnikin A, Hobbs N, Gbegbo M, Kiki L, Odjo A, Akogbeto M, & Rowland M. 2020. Indoor spraying with chlorfenapyr (a pyrrole insecticide) provides residual control of pyrethroid-resistant malaria vectors in southern Benin. *Malaria journal*, *19*(1), 249.

Organisation Mondiale de la santé (OMS). 2018. Situation et tendances de la résistance aux insecticides chez les vecteurs du paludisme. Organisation Mondiale de la santé-Geneve, WHO/CDS/GMP/2018.17., 7 p.

Organisation mondiale de la Santé (OMS). 2019. Rapport mondial sur le paludisme. Organisation Mondiale de la santé-Geneve, CC BY-NC-SA 3.0 IGO, ISBN 978-92-4-156572-1., 232 p.

Oxborough RM, Seyoum A, Yihdego Y, Dabire R, & al. 2019. Susceptibility testing of Anopheles malaria vectors with the neonicotinoid insecticide clothianidin; results from 16 African countries, in preparation for indoor residual spraying with new insecticide formulations. *Malaria journal*, 18(1), 264.

Pang Y-P. 2006. Novel Acetylcholinesterase Target Site for Malaria Mosquito Control. *PLoS ONE* 1(1): 1-8.

Pinto J, Lynd A, Elissa N, Donnelly MJ, Costa C, Gentile G, Caccone A, do Rosário VE. 2006. Co-occurrence of East and West African kdr mutations suggests high levels of resistance to pyrethroid insecticides in Anopheles gambiae from Libreville, Gabon. *Medical and Veterinary Entomology*, 20(1):27-32.

Pinto J, Lynd A, Vicente JL, Santolamazza F, Randle NP, Gentile G, Moreno M, Simard F, Charlwood JD, do Rosario VE, Caccone A, Della-Torre A, Donnelly MJ. 2007. Multiple Origins of Knockdown Resistance Mutations in the Afrotropical Mosquito Vector *Anopheles gambiae*. *PLoS ONE* (11)2: 1243-1250.

Programme National de Lutte contre le Paludisme-Cameroun (PNLP). 2009. Le point de la lutte contre le paludisme en 2008. Cameroun. Rapport de Progrès N° 2, juin 2009, 23 p.

Programme National de Lutte contre le Paludisme-Cameroun (PNLP). 2019. Plan stratégique national de lutte contre le paludisme au Cameroun 2019-2023, 103p. Consulté le 4 décembre 2020 (https://pnlp-cameroun.org/wp-content/uploads/2020/05/PSNLP-2019-2023-CONSOLIDE-TRANSMIS.pdf).

Protopopoff N, Matowo J, Malima R, Kavishe R, Kaaya R, Wright A, West PA, Kleinschmidt I, Kisinza W, Mosha FW, & Rowland M. 2013. High level of resistance in the mosquito Anopheles gambiae to pyrethroid insecticides and reduced susceptibility to bendiocarb in north-western Tanzania. *Malaria journal*, *12*, 149.

Raman J, Allen E, Workman L, Mabuza A, Swanepoel H, Malatje G, Frean J, Wiesner L, Barnes KI. 2019. Safety and tolerability of single low-dose primaquine in a low-intensity transmission area in South Africa: an open-label, randomized controlled trial. *Malaria Journal,* 18(1):209.

Ranson H, Prapanthadara L‹ and Hemingway J. 1997. Cloning and characterization of two glutathione S-transferases from a DDT-resistant strain of *Anopheles gambiae*. *Biochemical Journal*, 324:97-102.

Ranson H, Rossiter L, Ortelli F, Jensen B, Wang X, Roth CW, Collins FH, Hemingway J. 2001. Identification of a novel class of insect glutathione S-transferases involved in resistance to DDT in the malaria vector Anopheles gambiae. *Biochemical Journal*, 359:295-304.

Ranson H, Claudianos C, Ortelli F , Abgrall C , Hemingway J, M. Sharakhova MV, Unger MF, Collins FH, Feyereisen R. 2002. Evolution of supergene families associated with insecticide resistance. *Science*, 298(5591):179-181.

Ridl FC, Bass C, Torrez M, Govender D, Ramdeen V, Yellot L, Edu AE, Schwabe C, Mohloai P, Maharaj R, Kleinschmidt I. 2008. A pre-intervention study of malaria vector abundance in Rio Muni, Equatorial Guinea: Their role in malaria transmission and the incidence of insecticide resistance alleles. *Malaria Journal*, 7(194):1-8.

Riveron JM, Ibrahim SS, Chanda E, Mzilahowa T, Cuamba N, Irving H, Barnes KG, Ndula M, Wondji CS. 2014a. The highly polymorphic CYP6M7 cytochrome P450 gene partners with the directionally selected CYP6P9a and CYP6P9b genes to expand the pyrethroid resistance front in the malaria vector Anopheles funestus in Africa. *Genomics*, 15 (817):1-19.

Riveron JM, Yunta C, Ibrahim SS, Djouaka R, Irving H, Menze BD, Ismail HM, Hemingway J, Ranson H, Albert A, Wondji CS. 2014 b. A single mutation in the GSTe2 gene allows tracking of metabolically based insecticide resistance in a major malaria vector. *Genome Biology*, 15(R27): 1-20.

RTS,S Clinical Trials Partnership. 2015. Efficacy and safety of RTS, S/AS01 malaria vaccine with or without a booster dose in infants and children in Africa: final results of a phase 3, individually randomised, controlled trial. *Lancet*, 4; 386(9988):31-45.

Sacca G & Guy Y. 1960. Résistance de comportement au DDT chez A. labranchiae au Maroc. *Bulletin of the World Health Organization*, *22*(6), 735–741.

Schleier JJ and Peterson RKD. 2011. Pyrethrins and Pyrethroid Insecticides. *Royal Society of Chemistry*, 11(3), 94-131.

Sougoufara S, Diédhiou SM, Doucouré S, Diagne N, Sembène PM, Harry M, Trape JF, Sokhna, C, & Ndiath MO. 2014. Biting by Anopheles funestus in broad daylight after use of long-lasting insecticidal nets: a new challenge to malaria elimination. *Malaria journal*, 13, 125.

Sergeev GV. Gilep AA, Usanov SA. 2014. The Role of Cytochrome b5 Structural Domains in Interaction with Cytochromes P450. *Biochemistry (Moscow)*, 79(5): 406-416.

Sheehan D, Meade G, Foley VM, Dowd CA. 2001. Structure, function and evolution of glutathione transferases : implications for classification of non-mammalian members of an ancient enzyme superfamily. *Biochemical Journal*, 360:1-16.

Sheratt PJ and Hayes JD. 2001. Enzyme systems that metabolize drugs and other xenobiotics. *Costas Ioannides (ed)*, ohn Wiley & Sons, Ltd. UK. 1-34.

Spillings BL, Brooke BD, Koekemoer LL, Chiphwanya J, Coetzee M, Hunt RH. 2009. A new species concealed by Anopheles funestus Giles, a major malaria vector in Africa. *American Journal* of *Tropical Medicine* and *Hygiene*, 81(3):510-5.

Sidiki NNA, Payne VK, Cedric Y, Nadia NAC. 2020. Effect of Impregnated Mosquito Bed Nets on the Prevalence of Malaria among Pregnant Women in Foumban Subdivision, West Region of Cameroon. *Journal of Parasitology Research*. 2020:7438317. doi: 10.1155/2020/7438317.

Singh R, Singh DP, Gupta R, Savargaonkar D, Singh OP, Nanda N, Bhatt RM, Valecha N. 2014. Comparison of three PCR-based assays for the non-invasive diagnosis of malaria: detection of Plasmodium parasites in blood and saliva. *European Journal of Clinical Microbiology and Infectious Diseases*, 1-9.

Surendran SN, Jude PJ, Weerarathne TC, Karunaratne SHP, Ramasamy R. 2012. Variations in susceptibility to common insecticides and resistance mechanisms among morphologically identified sibling species of the malaria vector *Anopheles subpictus* in Sri Lanka. *Parasites & Vectors,* 5(34):1-9.

Walter KS, Brown JE, & Powell JR. 2014. Microhabitat partitioning of Aedes simpsoni (Diptera: Culicidae). *Journal of medical entomology, 51*(3), 596–604.

Weill M, Duron O, Labbé P, Berthomieu A, Raymond M. 2003. La résistance du moustique *Culex pipiens* aux insecticides. *Médecine sciences*, 19(12):1190-1192.

Weill M, Malcolm C, Chandre F, Mogensen K, Berthomieu A, Marquine M, Raymond M. 2004. The unique mutation in ace-1 giving high insecticide resistance is easily detectable in mosquito vectors. *Insect Molecular Biology*, 13(1): 1–7.

Wilkes TJ, Matola YG, Charlwood JD. 1996. *Anopheles rivulorum*, a vector of human malaria in Africa. *Medical and Veterinary Entomology*, 10:108-110.

Wondji CS, Dabire RK, Tukur Z, Irving H, Djouaka R, Morgan JC. 2011. Identification and distribution of a GABA receptor mutation conferring dieldrin resistance in the malaria vector Anopheles funestus in Africa. *Insect Biochemistry and Molecular Biology,* 41: 484-491.

Wood OR, Hanrahan S, Coetzee M, Koekemoer LL, Brooke BD. 2010. Cuticle thickening associated with pyrethroid resistance in the major malaria vector Anopheles funestus. *Parasites & Vectors,* 3:67. doi: 10.1186/1756-3305-3-67.

World Health Organization (OMS). 2014. Management of insecticide resistance in vectors of public health importance. Report of the ninth meeting of the Global Collaboration for Development of Pesticides for Public Health, World Health Organization, Geneva. ISBN 978 92 4 1508247., 60 p.

Zeinab HM, Al-Targi, Refaat G. Abou El Ela, El-Dressi, AY. 2011. Organochlorine pesticide residues in human breast milk in El-Gabal Al-Akhdar, Libya. *International Conference on Life Science and Technology*, 3:4p.

Zendehdel R, Tayefeh-Rahimian R, Ali Kabir A. 2014. Chronic Exposure to Chlorophenol Related Compounds in the Pesticide Production Workplace and Lung Cancer: A MetaAnalysis. *Asian Pacifc Journal of Cancer Prevention*, 15: 5149-5153.

Zeukeng F, Tchinda VHM, Bigoga JD, Seumen CHT, Ndzi ES, Abonweh G, Makoge V, Motsebo A, Moyou RS. 2014. Co-infections of Malaria and Geohelminthiasis in Two Rural Communities of Nkassomo and Vian in the Mfou Health District, Cameroon. *PLoS Neglected Tropical Diseases*, 8(10): 1-8.

Zogo B, Tchiekoi BN, Koffi AA, Dahounto A, Ahoua Alou LP, Dabiré RK, Baba-Moussa L, Moiroux N, & Pennetier C. 2019. Impact of sunlight exposure on the residual efficacy of biolarvicides Bacillus thuringiensis israelensis and Bacillus sphaericus against the main malaria vector, Anopheles gambiae. *Malaria journal*, *18*(1), 55.

Troisième partie :

Les arbovirus circulant au Cameroun

Chapitre 3 :

Maintenance et transmission de l'arbovirus O`nyong nyong au Cameroun

Ferdinand NANFACK-MINKEU

3.1 Définition et épidémiologie

Les arbovirus sont des virus ayant une réplication chez les arthropodes tels que les moustiques, les tiques, les culicoïdes et les vertèbres tels les humains et les primates non humains. Ainsi au laboratoire, les virus d'arthropodes qui se multiplient dans les cellules animales sont considérés comme des arbovirus. L'arbovirus O' nyong nyong est considéré comme le seul arbovirus transmis par les anophèles malgré le fait que plusieurs études montrent que d'autres arbovirus sont associés aux anophèles (Vanlandingham *et al.*, 2005 ; Nanfack-Minkeu & Vernick, 2018). Les débats sont houleux entre ceux qui estiment que les vecteurs du paludisme (anophèles) ne sont que des réservoirs des autres arbovirus et d'autres qui affirment qu'ils sont vecteurs de plusieurs autres arbovirus. Seules les études de compétence et/ou capacité vectorielle permettront de trancher le débat. Les observations permettent de constater que les *Anopheles* semblent être de mauvais vecteurs d'arbovirus en comparaison aux moustiques *Culex* et *Aedes*. C'est assez énigmatique que des invertébrés se nourrissant sur les mêmes hôtes vertèbres soient plus capables à transmettre certains pathogènes que d'autres. En attendant d'autres études qui apporteront plus d'informations ; *Anopheles gambiae*, *Mansonia uniformis*, *An. funestus* sont des vecteurs du virus O' nyong nyong (ONN). *An. funestus* semble être le vecteur majeur puisqu'il a déjà servi à isoler au moins trois souches de ce virus et dans plusieurs pays dont le Kenya et l'Ouganda (Lutwama *et al.,* 1999). Lors d'une enquête entomologique en Ouganda, le virus ONN a été isolé à partir des pools d'*An. funestus* et *Ma. uniformis*. Cependant, les auteurs ont collecté très peu d'*An. gambiae* limitant la compréhension de son implication dans la transmission de cet arbovirus. Par contre, malgré la forte densité des *Culex* spp et des *Coquillettidia* spp lors de cette enquête, ils ont tous été négatifs au virus ONN signifiant qu'ils ne sont pas vecteurs de cet arbovirus (Lutwama *et al.,* 1999).

L'arbovirose ONN est africaine et est signalée au Cameroun depuis les années 60. La forte densité des vecteurs majeurs d'ONN au Cameroun favoriserait ses épidémies. Son agent causal qui est le virus ONN est généralement connu pour ses épidémies entre 1959 et 1961 ayant touché plus de deux millions de personnes dans plusieurs pays d'Afrique. Puis, entre 1996 et 1997, une seconde épidémie d'ONN avait atteint des taux de morbidité de 80 % dans certains villages ougandais (Rwaguma *et al.*, 1997). Les individus de sexe masculin et féminin avaient des prévalences égales, et tous ont guéri sans prise de médicaments. Le virus a été isolé chez des personnes contaminées et les séquences partielles du génome ont été obtenues après séquençage (Rwaguma *et al.,* 1997).

En 2004, un soldat français résidant au Tchad et présentant une température de 38 °C, des éruptions cutanées, des yeux rouges et une inflammation du pharynx a été diagnostiqué positif au ONN par des reverses transcriptions suivies des réactions de polymérisation en chaine (RT-PCR) et du séquençage (Bessaud *et al.*, 2006). Les examens de laboratoire du patient ont donné des résultats négatifs au paludisme, aux rickettsies, au virus d'immunodéficience acquise (VIH) et à plusieurs arbovirus dont la dengue, le virus du Nil Occidental et le Chikungunya (CHIK). L'utilisation des immunoglobulines M (IgM) et G (IgG) de ce patient ont donné un résultat positif au CHIK et la RT-PCR fut négative, d'où la suspicion et la confirmation du virus ONN par un test complémentaire. Le pic d'IgM et IgG a été atteint respectivement à 20 et 68 jours après les premiers symptômes. Les cellules d'*Aedes albopictus* C6/36 et de singe Vero ont été utilisées pour l'isolation du virus à partir du sérum collecté dès l'apparition de premiers symptômes. L'analyse phylogénétique a montré que ce virus ONN du Tchad avait une ressemblance nucléotidique et protéinique d'au moins 90 % avec les autres virus ONN détectés en Ouganda, au Sénégal et au Nigeria, suggérant un ancêtre commun (Bessaud *et al.*, 2006).

Au Cameroun, dont le Tchad est un pays limitrophe, les premières enquêtes sérologiques menées par le Centre Pasteur du Cameroun entre 1963 et 1966 ont permis de colleter plus de 3000 sérums dans plusieurs régions et ont détecté des virus proches d'ONN et de CHIK chez 28 % des patients âgés de moins de cinq ans. L'utilisation des anticorps et la corrélation entre ONN et CHIK ont mis en exergue la présence d'ONN chez au moins 30 % d'individus. Cette prévalence a atteint approximativement plus de 60 % chez certaines tranches d'âge. La région la plus touchée a été l'Adamaoua et les régions forestières ont été les moins touchées ou épargnées par ce virus (Salaün & Brottes, 1967). Selon ces derniers auteurs, cette présence du virus ONN au Cameroun a découlé de l'épidémie qui a commencé en Ouganda en 1960 et a frappé les pays d'Afrique de l'Est, Ouest et Centrale. Au Cameroun, dans la région du Sud-Ouest, les enquêtes sérologiques ont permis de signaler la présence du virus ONN et la prévalence exacte était masquée par les réactions croisées avec le virus CHIK. En effet, 33 % des sérums ont été positifs à ces deux *Alphavirus* qui sont très proches cliniquement et via l'utilisation des outils sérologiques et moléculaires. Néanmoins, les anticorps neutralisants du virus ONN étaient majoritaires et quatre fois plus élevés que ceux du virus du CHIK (Fokam *et al.,* 2010).

3.2 Génome du virus O'nyong nyong et réplication virale

Le virus ONN appartient au genre *Alphavirus* dans la famille de *Togaviridae*. Les *Alphavirus* sont des virus sphériques et enveloppés dont le génome est un acide ribonucléique (ARN) simple brin linéaire de polarité positive. Son extrémité 5' comporte une coiffe et la 3' une queue poly-A. À ces deux extrémités, on y trouve également des régions non codantes (NC) qui sont importantes à la réplication virale (Fig. 1).

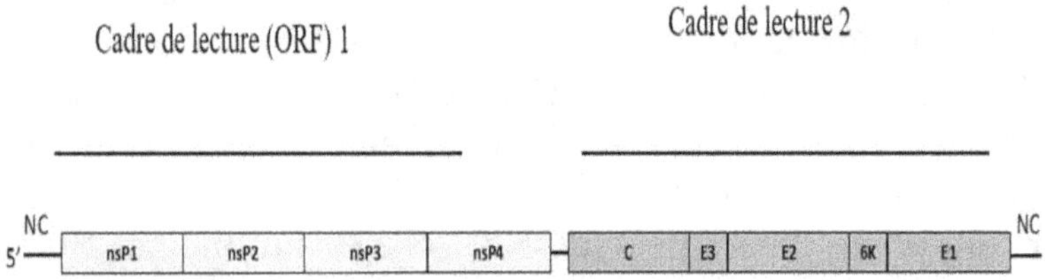

Figure 1 : Représentation simplifiée du génome d'un *Alphavirus* comme le virus O' nyong nyong. L'extrémité 5' est coiffée et la 3' poly-adenylée. NC sont les régions non codantes. nsP1 à 4 représentent les protéines non structurales. La capside est représentée par C. Les glycoprotéines sont E1 et E2. Les autres protéines structurales sont 6K et E3.

La taille du génome du virus ONN est autour de 11 000 nucléotides, repartie sur deux cadres de lecture (ORF) qui sont traduits en protéines structurales (E1 à E3, 6K et C) et non structurales (nsP-1 à nsP-4). La protéine non structurale nsP1 est impliquée dans la formation des complexes de réplication. La nsP2 est nécessaire pour la réplication, la transcription des ARNs viraux, et serait impliquée dans la production des effets cytopathiques observés lors de l'infection. La plus énigmatique des protéines non-structurales est la nsP3 qui est une phosphoprotéine dont le principal rôle reste incompris. Ces autres rôles sont une implication dans l'infectivité et la virulence de certains alphavirus. Le virus du CHIK est incapable d'infecter certaines lignées d'*An. gambie,* mais une chimère de ce virus ayant subi un replacement de sa nsP3 par celle du virus ONN est capable d'infecter *An. gambiae* démontrant un rôle clé de cette protéine dans la compétence des anophèles aux alphavirus (Saxton-Shaw *et al.,* 2013). L'ARN polymérase dépendante de l'ARN qui fait partie des séquences souvent conservées chez les virus est en fait de la nsP4 chez le virus ONN et est indispensable pour la réplication virale. Ces protéines non structurales sont traduites à partir de l'ARN génomique alors que les protéines structurales sont traduites à partir de l'ARN subgénomique. La capside (C) est impliquée dans la protection et la libération des virions dans les cellules infectées. Les glycoprotéines E1, E2 sont indispensables à l'attachement des cellules à infecter. L'épidémie du virus du CHIK de 2004-2005 causée majoritairement par *Ae. albopictus* aux Antilles françaises a révélé l'importance de la glyco-proteine E1 dans l'infection de nouvelles espèces (Schuffenecker *et al.,* 2006). Ainsi la mutation E1-226V de cette glycoprotéine permet au virus du CHIK de mieux répliquer et de disséminer chez *Ae. albopictus*, considéré comme un vecteur secondaire (Arias-Goeta *et al.,* 2013). La protéine E3 joue un rôle dans l'heterodimerisation protéinique et elle est impliquée dans la pathogenèse chez certains virus de cette famille. La protéine 6K riche en cystéine est impliquée dans le bourgeonnement et la maturation virale.

La réplication virale des alphavirus est mieux détaillée chez les vertébrés et très peu étudiée chez les invertébrés où la plupart des récepteurs ne sont pas connus. Cependant, chez les anophèles, la réplication du virus ONN débute dans le tube digestif (midgut), puis, après échappement à plusieurs barrières, il va disséminer à d'autres organes avant d'être transmis au niveau des glandes salivaires à l'hôte vertébré lors d'un repas de sang.

3.3 Transmission et maintenance du virus O'nyong nyong chez les moustiques

Les arbovirus sont transmis entre les hôtes invertébrés par des transmissions horizontales et verticales. La transmission verticale joue un rôle clé dans la maintenance du virus puisqu'il sera transmis des parents à la progéniture. Par conséquent, la présence du virus dans les stades aquatiques signifie une transmission verticale. Lorsque le virus est transmis à la progéniture via les liquides séminales, il s'agit d'une transmission verticale trans-ovarienne. S'il est transmis directement dans l'œuf, il s'agit d'une transmission verticale trans-ovum (Nanfack-Minkeu *et al.,* 2019). Lorsque le virus est transmis entre les différents stades d'une même espèce, la transmission est trans-standiale (Nanfack-Minkeu *et al.,* 2019). La transmission horizontale se produit lorsque les invertébrés de sexe opposé se transmettent le virus par des rapports sexuels, des attouchements et autres moyens. À ma connaissance, il n'est pas encore documenté ce type de transmission avec le virus ONN. Au Cameroun, aucune étude n'a signalé la présence du virus ONN chez les moustiques. Toutes les études au Cameroun ont révélé la présence de cet arbovirus chez les humains (Salaün & Brottes, 1967 ; Fokam *et al.*, 2010). Le virus est probablement présent chez les anophèles ou autres culicidés à de faibles taux/indétectables. D'où la nécessité d'optimiser la détection et d'utiliser des méthodes très sensibles et spécifiques. La transmission expérimentale de ce virus n'est pas facile à étudier, car nécessite un laboratoire, d'au moins, de niveau deux ou trois lors des infections artificielles. Néanmoins, quelques études ont montré que la maintenance du virus ONN chez l'anophèle dépend de la réponse antivirale. Cette réponse antivirale est peu connue du fait de l'absence des modèles d'étude et le faible intérêt pour les arbovirus en général et le virus ONN en particulier. Cependant, des études de micro-arrays et des séquençages d'ARN, suivies des génomiques fonctionnelles montrent quelques barrières physiologiques et voies du système immunitaire, impliquées dans la réponse antivirale chez l'anophèle (Keene *et al.,* 2004 ; Waldock *et al.,* 2012 ; Carissimo *et al.*, 2015, 2018 ; Nanfack-Minkeu *et al.,* 2019). Chez ce dernier, les principales voies de l'immunité, impliquées dans le contrôle et/ou l'élimination des virus sont : Toll, IMD (Immune deficiency), JAK/STAT (Janus kinase/signal transducers and activators of transcription) et l'ARN interférence (ARNi) (Keene *et al.,* 2004; Waldock *et al.,* 2012; Carissimo *et al.*, 2015, 2018 ; Nanfack-Minkeu *et al.,* 2019).

En plus de ces voies ci-dessus, le TD où commence la réplication virale représente également une barrière à l'infection. La taille des spores de la lame basale du TD permet de filtrer certains micro-organismes et par conséquent, joue également un rôle dans la compétence vectorielle. Ce rôle est exemplifié par le fait que des lignées d'anophèle réfractaires au virus ONN par repas de sang deviennent susceptibles par injection du virus (Carissimo *et al.*, 2015 ; Waldock *et al.,* 2012). Ce virus après réplication dans le TD doit vaincre les autres barrières physiologiques pour se disséminer dans les autres tissus de l'organisme qui peuvent être les ovaires, les pattes et les glandes salivaires. Pour être transmis aux vertèbres, les virus doivent être présents sur les glandes salivaires qui jouent un rôle clé dans la transmission. Ainsi, la période d'incubation extrinsèque (PIE) est le temps entre l'ingestion du virus, sa réplication chez le moustique et sa transmission aux vertébrés. Elle est assez variable et dépend du virus, de l'espèce, du microbiome et des conditions environnementales. Pendant sa PIE, le virus qui a échappé ou non aux barrières physiologiques doit faire face aux réponses immunitaires dont la plus étudiée est l'ARNi et mimé en génomique fonctionnelle.

En effet, les virus forment des ARN double brins (ARNdb) pendant leur réplication, qui sont reconnus par l'endonucléase Dicer2 du moustique qui en digère pour produire des petits ARN interférents (siRNAs) de 21 nucléotides. Ainsi, l'un des marqueurs de la réplication des virus d'insectes est le pic de 21 nt observable sur le profil de petits ARNs. Les *siRNAs* sont chargés dans un complexe induit par les ARNs et multi-protéique d'extinction (RISC) qui contient l'enzyme Ago2 qui va digérer l'ARN messager ciblé et complémentaire à l'un des brins de l'ARN interférent. Par conséquent, la génomique fonctionnelle consiste à la destruction temporaire (extinction) d'un gène donné par un son ARN double brin synthétisé *in vitro*. Par exemple, chez *An. gambiae*, l'extinction de nsP3 par injection d'ARN double brin entraine une réduction de la charge virale et de la prévalence du virus ONN (Keene *et al.,* 2004) démontrant une fonction de nsP3 dans la compétence vectorielle à cet arbovirus. De même, l'extinction d'Ago2 (dsAgo2) chez ce même vecteur entraine une augmentation de la charge virale et de la prévalence aux jours trois et six post injection (JPI). En effet, les prévalences ont été de 97 % et 100 % chez dsAgo2 respectivement 3JPI et 6JPI alors qu'elles ont été de 34 % et 58 % chez le groupe témoin ayant reçu l'ARN double brin de la galactosidase. Cette extinction d'Ago2 cause également une lente dissémination du virus (Keene *et al.,* 2004). Ces résultats montrent le rôle majeur de l'ARN interférence (ARNi) dans le contrôle du virus ONN chez *An. gambiae*. À la suite de ces derniers résultats, Waldock et collaborateurs ont confirmé le rôle de la voie de l'ARNi contre le virus ONN et n'ont observé aucun impact des voies JAK/STAT, IMD et toll lorsqu'il est injecté. Ils ont également observé que l'infection d'ONN induisait majoritairement une surexpression des gènes (39/46) (Waldock *et al.,* 2012). Les gènes surexprimés appartenaient aux protéines contenant un thioester (TEP), des protéines immunitaires riches en séquences répétées en leucine (LRIM), sérine protéase à domaine clip et autres gènes. Les gènes sous-exprimés 4JPI provenaient des voies d'IMD, JAK/STAT et cette durée précise avait le plus grand nombre de gènes statistiquement régulés par rapport aux jours un et neuf. Par principe, les gènes surexprimés sont les plus intéressants puisque ce sont des antiviraux alors que les sous-exprimés sont pro-viraux. Ainsi donc, les peptides ML1, Gale 8, LYSC6 et 8 surexprimés lors des *micro-arrays* ont entrainé des charges virales élevées après leur extinction et injection du virus ONN confirmant leur rôle antagoniste à ce virus (Waldock *et al.*, 2012). Carissimo *et al.* (2015) ont complété et ont apporté plus de détails sur le contrôle du virus ONN chez *An. gambiae*. En effet, des études précédentes qui injectaient le virus court-circuitaient le TD, permettant au virus d'échapper cette barrière physiologique où se déroule la réponse immunitaire initiale. Cette dernière est observée par un repas infectieux qui représente la voie naturelle d'entrée des virus chez des moustiques anthropophages. Ainsi, pendant les trois premiers jours suivant le repas de sang infectieux, le virus ONN se réplique et reste dans le TD chez *An. gambiae*. La dissémination à d'autres tissus ou compartiment systémique commence après la réplication dans le TD (compartiment primaire) et au moins quatre jours après le repas de sang infectieux. Dans le compartiment primaire, l'ARNi n'a pas d'impact sur la réplication du virus ONN. Par contre, cette voie intervient dans les compartiments systémiques. Les voies IMD, JAK/STAT ont des rôles antagonistes à l'infection au virus ONN dans le TD (Carissimo *et al*., 2015). Donc, en utilisant un sang infectieux et l'extinction de plusieurs gènes clés de l'immunité aux jours trois et sept post infection, les auteurs ont observé une compartimentation de la réponse contre le virus ONN chez *An. gambiae* (Carissimo *et al.,* 2015).

En plus de ces voies classiques de l'immunité innée citées ci haut, des petits ARNs de type piwi (piRNA) semblent également intervenir dans le contrôle des infections virales chez les vecteurs du paludisme. En effet, les analyses bio-informatiques montrent une augmentation des piRNAs lors de l'infection du virus ONN chez *An. gambiae* (Belda *et al.,* 2019). Ce résultat devrait être confirmé par la génomique fonctionnelle des piRNAs. Ces derniers sont difficiles à étudier chez les anophèles parce qu'ils ne sont pas assez répertoriés et annotés. Le contrôle et la maintenance des virus chez les anophèles sont complexes et font également intervenir la flore bactérienne puisque le traitement antibiotique entraine une augmentation de la charge virale d'ONN chez *An. gambiae* (Carissimo *et al.,* 2015), suggérant une implication de cette flore dans la transmission des arbovirus par les moustiques.

Cette transmission est déterminée en entomologie par la capacité vectorielle (Fig.2) et fait intervenir la compétence vectorielle, la longévité, le microbiome, les facteurs environnementaux et les préférences trophiques.

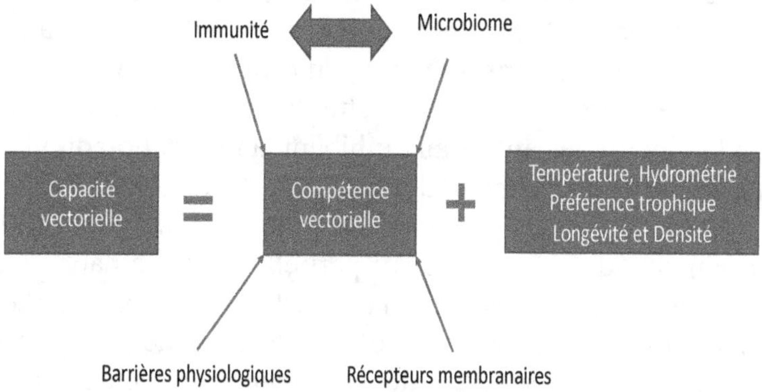

Figure 2 : Les facteurs influençant la capacité vectorielle qui détermine la transmission entomologique et permet de distinguer les vecteurs secondaires et primaires. La compétence vectorielle est indispensable et évaluable au laboratoire. Les moustiques compétents maintiennent les virus en les transmettant à leurs progénitures (transmission verticale).

Plusieurs facteurs influencent la compétence vectorielle et il existe des interactions entre eux. Par exemple, le microbiome dépend des réponses immunitaires de l'hôte. L'étude de la compétence et capacité vectorielle permet de mieux prévenir les maladies transmises par les moustiques.

3.4 Prévention des arbovirus et traitement viral

Il n'existe pas de vaccin contre ONN. Par conséquent, les moyens de prévention reposent essentiellement sur la lutte antivectorielle. Cette dernière consiste à l'utilisation d'insecticides, des substances biologiques, l'hygiène et la salubrité qui sont exposées dans ce livre (Chap. 1). Généralement, les personnes infectées par les arbovirus guérissent sans traitement. Il n'existe pas de médicament préventif et le traitement curatif consiste à traiter les symptômes. D'où la prise de certains anti-inflammatoires et antibiotiques. L'absence de traitement efficace et spécifique est une préoccupation puisque certains arbovirus dont le virus ONN peuvent entrainer la mort dans certaines circonstances. Notons que très peu d'infections virales ont des traitements spécifiques. Cette difficulté est due au fait que la plupart des antiviraux inhibent la réplication du virus qui dépend uniquement des cellules de l'hôte entrainant plusieurs effets secondaires. De plus, certains antiviraux entrainent des inhibitions partielles, entrainant une apparition rapide des mutants résistants. Cependant, des études *in-vitro* ont montré l'efficacité en synergie ou non contre des *Alphavirus* de plusieurs molécules dont l'interféron alpha, de la ribavirine, de la 6-azauridine, de la glycyrhizine, l'arbidol et la tomatidine (Delogu *et al.*, 2011 ; Troost *et al.,* 2020). Cette dernière, à une concentration de 70 micro-molaires (µM), réduit de 76 % les particules infectieuses du virus du Chikungunya (VCHIK) dans les cellules Vero de singe. De même, une concentration de 10 µM a permis une réduction de 95 % dans les cellules humaines Huh7. La tomatidine doit être ajoutée lorsque la croissance du VCHIK a déjà commencé pour observer un effet significatif. La tomatidine interférait avec la croissance du VCHIK à plusieurs niveaux, dont la fusion des membranes et l'assemblage des virions (Troost *et al.,* 2020). L'arbidol est efficace contre plusieurs infections virales respiratoires et les études *in-vitro* montrent une réduction de la réplication du CHIKV en bloquant ses interactions avec les cellules de l'hôte (Delogu *et al.,* 2011). Un agoniste synthétique de Rev-erbα/β désigné SR9009 inhibe *in-vitro* la réplication des virus du CHIK et ONN en bloquant la traduction des protéines virales structurales. Il se pourrait également que cette molécule modifie la composition du réticulum endoplasmique de l'hôte empêchant ainsi l'insertion des molécules virales (Hwang *et al.,* 2018).

De ces exemples ci-dessus, il ressort une rareté des études *in-vivo* et très peu d'études concernent des antiviraux contre le virus ONN, probablement parce que la mortalité humaine est presque inexistante en comparaison au VCHIK qui peut entrainer de fortes mortalités. La rareté des études chez les animaux empêche de mieux quantifier le potentiel des antiviraux contre les alphavirus. Cette étape est indispensable avant de passer aux essais cliniques chez les humains. Malgré le coût élevé, les agences de financement des projets de recherche devraient être proactives et davantage financer des études de développement d'un vaccin et des antiviraux contre le virus ONN.

Conclusion

La transmission du virus ONN par les moustiques au Cameroun n'est pas documentée. Cette absence de documentation s'explique par le fait que ce virus ait été découvert jusqu'à présent uniquement chez les humains au Cameroun. Ce dernier devrait équiper ses universités et/ou centres de recherche par des P3 et des arbovirologues qui étudieraient les mécanismes de transmission et de maintenance de ce virus. Les moustiques présents au Cameroun et associés au virus ONN sont *An. gambiae*, *An. funestus* et les *Mansonia* spp. La compétence vectorielle et la maintenance de cet arbovirus chez les anophèles dépendent de plusieurs facteurs, dont les barrières physiologiques, la réponse immunitaire et la flore bactérienne. Indiscutablement, d'autres facteurs seront identifiés dans le futur, surtout avec la découverte des modèles comme des virus d'insectes non pathogéniques à l'Homme qui feront l'objet du chapitre 6.

Si la plupart des infections au virus ONN sont bégnines, des coïnfections peuvent être fatales ou la présence d'autres facteurs aggravants tels que la malnutrition et des maladies chroniques. Au regard de la faune anophélienne dense du Cameroun, il y a une grande probabilité de coïnfections avec les parasites du paludisme. Au Cameroun, la surveillance des arbovirus est presque inexistante. D'où le faible nombre de publications et l'absence des séquences génomiques d'arbovirus. Pour pallier cela, il faut doter les centres de recherche d'équipements et de chercheurs, capables d'isoler et séquencer les arbovirus. Le virus ONN n'a jamais été séquencé au Cameroun et dans plusieurs autres pays Africains. Cette situation entraine un faible nombre des séquences de ce virus, limitant des études sur son évolution. Néanmoins, la forte similitude entre les virus de différents pays au niveau mondial et pendant plusieurs années suggère une faible évolution de ce virus en Afrique et au Cameroun en particulier.

Références

Arias-Goeta C, Mousson L, Rougeon F, Failloux AB. 2013. Dissemination and transmission of the E1-226V variant of chikungunya virus in *Aedes albopictus* are controlled at the midgut barrier level. *PLoS One*, 8(2):e57548.

Belda E, Nanfack-Minkeu F, Eiglmeier K, Carissimo G, Holm I, Diallo M, Diallo D, Vantaux A, Kim S, Sharakhov IV, Vernick KD. 2019. De novo profiling of RNA viruses in Anopheles malaria vector mosquitoes from forest ecological zones in Senegal and Cambodia. *BMC Genomics*, 20(1):664.

Bessaud M, Peyrefitte CN, Pastorino BA, Gravier P, Tock F, Boete F, Tolou HJ, Grandadam M. 2006. O'nyong-nyong Virus, Chad. *Emerging Infectious Diseases*, 12(8):1248-50.

Carissimo G, Pondeville E, McFarlane M, Dietrich I, Mitri C, Bischoff E, Antoniewski C, Bourgouin C, Failloux AB, Kohl A, & Vernick KD. 2015. Antiviral immunity of Anopheles gambiae is highly compartmentalized, with distinct roles for RNA interference and gut microbiota. *Proceedings of the National Academy of Sciences of the United States of America*, *112*(2), E176–E185.

Carissimo G, Pain A, Belda E, Vernick KD. 2018. Highly focused transcriptional response of Anopheles coluzzii to O'nyong nyong arbovirus during the primary midgut infection. *BMC Genomics*, 19(1):526.

Delogu I, Pastorino B, Baronti C, Nougairède A, Bonnet E, de Lamballerie X. 2011. In vitro antiviral activity of arbidol against Chikungunya virus and characteristics of a selected resistant mutant. *Antiviral Research*, 90(3):99-107.

Fokam EB, Levai LD, Guzman H, Amelia PA, Titanji VP, Tesh RB, Weaver SC. 2010. Silent circulation of arboviruses in Cameroon. *East African Medical Journal*, 87(6):262-8.

Hwang J, Jiang A, Fikrig E. 2018. Rev-erb Agonist Inhibits Chikungunya and O'nyong'nyong Virus Replication. *Open Forum Infectious Diseases*, 5(12).

Keene KM, Foy BD, Sanchez-Vargas I, Beaty BJ, Blair CD, Olson KE. 2004. RNA interference acts as a natural antiviral response to O'nyong-nyong virus (Alphavirus; Togaviridae) infection of Anopheles gambiae. *Proceedings of the National Academy of Sciences*, 101(49):17240-5.

Lutwama JJ, Kayondo J, Savage HM, Burkot TR, Miller BR. 1999. Epidemic O'Nyong-Nyong fever in southcentral Uganda, 1996-1997: entomologic studies in

Bbaale village, Rakai District. *American Journal of Tropical Medicine and Hygiene,* 61(1):158-62.

Nanfack Minkeu F, Vernick KD. 2018. A Systematic Review of the Natural Virome of Anopheles Mosquitoes. *Viruses*, 10(5):222.

Nanfack-Minkeu F, Mitri C, Bischoff E, Belda E, Casademont I, Vernick KD. 2019. Interaction of RNA viruses of the natural virome with the African malaria vector, Anopheles coluzzii. *Scientific Reports*, 9(1):6319.

Rwaguma EB, Lutwama JJ, Sempala SD, Kiwanuka N, Kamugisha J, Okware S, Bagambisa G, Lanciotti R, Roehrig JT, Gubler DJ. 1997. Emergence of epidemic O'nyong-nyong fever in southwestern Uganda, after an absence of 35 years. *Emerging Infectious Diseases,* 3(1):77.

Salaün JJ, Brottes H. 1967. Les arbovirus au Cameroun: enquête sérologique [Arbovirus in Cameroon: serologic investigation]. *Bulletin of the World Health Organization*, 37(3):343-61.

Saxton-Shaw KD, Ledermann JP, Borland EM, Stovall JL, Mossel EC, Singh AJ, Wilusz J, Powers AM. 2013. O'nyong nyong virus molecular determinants of unique vector specificity reside in non-structural protein 3. *PLOS Neglected Tropical Diseases*, 7(1):e1931.

Schuffenecker I, Iteman I, Michault A, Murri S, Frangeul L, Vaney MC, Lavenir R, Pardigon N, Reynes JM, Pettinelli F, Biscornet L, Diancourt L, Michel S, Duquerroy S, Guigon G, Frenkiel MP, Bréhin AC, Cubito N, Desprès P, Kunst F, Rey FA, Zeller H, Brisse S. 2006. Genome microevolution of chikungunya viruses causing the Indian Ocean outbreak. *PLOS Medicine*, 3(7):e263.

Troost B, Mulder LM, Diosa-Toro M, van de Pol D, Rodenhuis-Zybert IA, Smit JM. 2020. Tomatidine, a natural steroidal alkaloid shows antiviral activity towards chikungunya virus in vitro. *Scientific Reports*, 10(1):6364.

Vanlandingham DL, Hong C, Klingler K, et al. 2005. Differential infectivities of o'nyong-nyong and chikungunya virus isolates in Anopheles gambiae and Aedes aegypti mosquitoes. *American Journal* of *Tropical Medicine* and *Hygiene*, 72(5):616-621.

Waldock J, Olson KE, Christophides GK. 2012. Anopheles gambiae antiviral immune response to systemic O'nyong-nyong infection. *PLOS Neglected Tropical Diseases*, 6(3):e1565.

Chapitre 4 :

La fièvre jaune et les autres arboviroses transmises par les moustiques du genre *Aedes* au Cameroun

Ferdinand NANFACK-MINKEU, Francis ZEUKENG et Élysée NCHOUTPOUEN

Introduction

Les moustiques du genre *Aedes* (Fig. 1) sont des vecteurs d'arbovirus dont le plus fréquent au Cameroun est le virus de la fièvre jaune (VFJ). Ce dernier est l'agent causal de l'arbovirose, fièvre jaune (FJ). Malgré la disponibilité d'un vaccin efficace, la fièvre jaune reste un problème de santé publique majeur en Afrique et en Amérique du Sud, car il n'existe aucun traitement spécifique pour guérir la maladie. La faible prévalence des autres arboviroses transmises par les moustiques *Aedes* en Afrique n'est pas bien comprise. Il est bien connu que les régions touchées par les arboviroses continuent de s'étendre, en raison de la propagation des moustiques vecteurs, favorisée par l'ampleur du commerce et des voyages internationaux, du changement climatique et de formidables capacités d'adaptation de ces moustiques. Ce chapitre discutera du rôle d'*Aedes* dans la transmission d'arbovirus au Cameroun et ailleurs.

4.1 Épidémiologie de la fièvre jaune en Afrique

Au Cameroun, les virus transmis par les arthropodes ou arbovirus sont généralement silencieux. Le plus connu est le virus responsable de la FJ. De par sa mortalité et sa fréquence, il est recommandé aux touristes de prendre un vaccin contre ce virus avant de se rendre au Cameroun. La FJ est une maladie virale (*Flavivirus*) hémorragique présente dans de nombreux pays. D'après l'Organisation Mondiale de la Santé (OMS), 47 pays sont endémiques à travers le monde. Il s'agit en majorité des régions tempérées avec 34 pays africains et 13 pays en Amérique (Wiysonge *et al.*, 2008 ; OMS, 2018). L'Afrique est le continent le plus touché par la FJ et le Cameroun fait partie des pays les plus affectés avec une connotation de pays à risque élevé (Wiysonge *et al.*, 2008 ; OMS, 2018). En plus des cas sporadiques ; des épidémies de forte ampleur de FJ affectant de milliers de personnes ont été enregistrées en Afrique durant la décennie 2010-2019 (Zhao *et al.*, 2018 ; Gudo *et al.*, 2018). En Éthiopie, Une réémergence de FJ en 2013 a fait 43 morts et les hommes adultes étaient majoritairement infectés en comparaison aux femmes et aux enfants (Lilay *et al.*, 2017). Lors de cette épidémie, les principaux gîtes larvaires étaient des aisselles des feuilles de bananier (*Ensete ventricosum*) et les containeurs plastiques utilisés pour stocker de l'eau. Les *Aedes* collectés ont été *Ae. aegypti*, *Ae. bromeliae* et *Ae. africanus* (Lilay *et al.*, 2017).

Les épidémies de 2015-2016 en Angola et République Démocratique du Congo (RDC) ont montré que cette maladie virale devrait être surveillée sans relâche au Cameroun étant donné sa proximité avec ces pays. Cette épidémie s'est déclenchée en Angola avant de se propager dans les pays voisins et sur d'autres continents. En Angola, l'épidémie a tué au moins 117 personnes et plus de

800 infectées ont été enregistrées entre décembre 2015 et octobre 2016. Ces cas ont été recensés dans 80 districts appartenant à 18 provinces (OMS, 2016). En RDC, 78 personnes ont été positives au VFJ, 73 % des cas ont été des cas importés et les individus de sexe masculin ont été plus infectés que ceux de sexe féminin et cette épidémie a tué 23 % des cas confirmés (Ingelbeen *et al.,* 2018). Les épidémies, les émergences ou les ré-résurgences de FJ dans les pays africains et au Cameroun sont plus ou moins fréquentes. Ainsi, après l'épidémie de 2016 en Angola, l'OMS a mis sur pied la stratégie d'élimination de la FJ entre 2017 et 2026 (OMS, 2018). Cette stratégie prévoit de protéger les populations à risque, d'éviter la propagation internationale de la FJ et d'éliminer rapidement les épidémies. Les couches les plus vulnérables sont des personnes non-vaccinées, d'où l'intensification des campagnes de sensibilisation et la nécessité d'accroître les stocks et la disponibilité des vaccins. Il est important de lutter contre les pénuries de vaccin lors des épidémies en prévoyant des stocks aux niveaux national et international. Lors de l'épidémie angolaise de 2016, des cas importés ont été retrouvés en Asie (Song *et al.*, 2018). En Chine, entre Mars et Avril 2016, 11 individus ont été testés positifs à la FJ avec un cas de décès. Tous ces patients chinois avaient vécu au moins sept mois en Angola avant de retourner dans l'empire du Milieu. Les analyses phylogénétiques ont montré que les souches de virus portées par ces derniers étaient identiques à la souche sauvage angolaise de 2016 (Song *et al.,* 2018). Il s'agissait donc des cas importés de la FJ de l'Afrique vers l'Asie.

La FJ est transmise majoritairement par les moustiques et le cycle de transmission peut être urbain, intermédiaire et selvatique. Dans ce dernier cycle, l'agent pathogène circule entre les primates non humains retrouvés dans les forêts et les moustiques du genre *Aedes* en Afrique, *Haemagogus* et

Sabethes aux Amériques. Dans le cycle intermédiaire en Afrique, les moustiques vont s'infecter chez les animaux de forêts et contaminer les humains en zone rurale. Les animaux sont des réservoirs de cette maladie, d'où la surveillance des épizooties, qui permet d'avoir une idée des zones où le virus circule et de prévenir une épidémie. Enfin, en Afrique, le virus circule entre les moustiques du genre *Aedes* et les humains dans les régions urbaines pour la transmission urbaine.

Les prochains paragraphes seront consacrés aux épidémies de fièvre jaune au Cameroun, son virus et ses vecteurs majeurs. Ils présenteront également d'autres arboviroses qui peuvent être transmises par les *Aedes,* dont le Zika, la dengue, le Chikungunya, etc. Nous analyserons la possibilité d'une épidémie ou une réémergence des arboviroses transmises par ces moustiques.

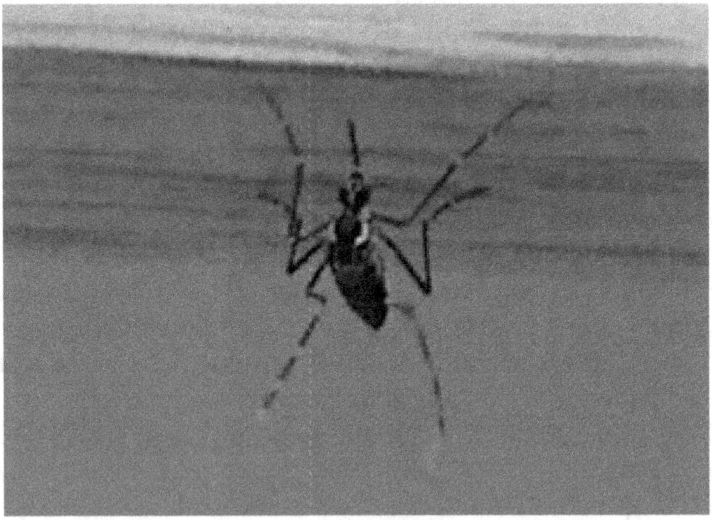

Figure 1 : Photo d'un *Aedes aegypti* au repos. Ce vecteur majeur d'arbovirus peut être identifiable par les deux demi-cercles blancs sur son thorax.

4.2 Organisation génomique et évolution du virus de la fièvre jaune

Le virus de la fièvre jaune est l'un des premiers virus à être classifié « arbovirus ». Il fut tout d'abord considéré comme bactérie avant d'être classifié en virus lorsque des expériences de filtration ont montré qu'après exclusion des bactéries, le sang infecté était toujours infectieux. La souche Asibi du virus de la fièvre jaune (VFJ) qui a servi au développement du vaccin 17D a été collectée au Ghana et isolée en 1927 par la Fondation Rockefeller (Theiler & Smith, 1937).

Le VFJ est enveloppé et appartient au genre des *Flavivirus* dans la famille des *Flaviviridae* et dont les virions sont sphériques avec un diamètre d'environ 50 nanomètres. La taille du génome d'un VFJ est approximativement 11 000 nucléotides. Il existe des variations entre les lignées et les variations génomiques. Les différents génotypes africains fluctuent entre 0,2 et 24,6 % en utilisant la souche Asibi comme référence (Von Lindern *et al.,* 2006). Le génome du VFJ est une molécule linéaire d'ARN simple brin de polarité positive et comportant une coiffée à l'extrémité 5' (m7GpppAmp). Cet ARN a un seul cadre ouvert de lecture (ORF pour Open reading frame). Ses extrémités sont flanquées par des régions non codantes (NC) et l'ORF est traduit en trois protéines structurales et sept protéines non structurales (Von Lindern *et al.,* 2006). Ces dernières sont NS1, NS2A, NS2B, NS3, NS4A, NS4B et NS5 (Fig. 2). Cette dernière est un ARN polymérase. Les NS4 et NS3 sont impliqués dans l'inhibition de la réponse immunitaire tandis que NS2B/NS3 est une protéase. Les protéines structurales qui sont la capside (C), le précurseur de membrane (prM) et l'enveloppe (E) sont respectivement représentés par C, prM et E. Cette dernière est impliquée dans l'attachement à la cellule.

Le pourcentage GC du génome du VFJ est d'environ 50 % pour tous les gènes chez les génotypes africains et les motifs de glycosylation liés à l'azote (N) ont été trouvés dans les positions 13 et 29 des chaines d'acides aminés de la protéine prM.

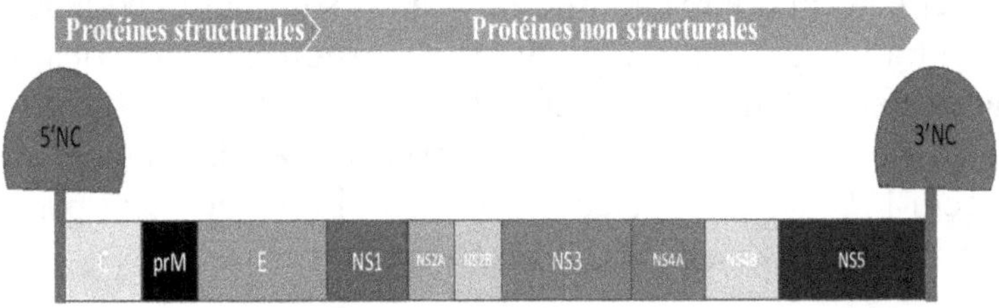

Figure 2 : Schématisation du génome d'un flavivirus comme le virus de la fièvre jaune. Les protéines structurales sont proches de l'extrémité 5' et les protéines non structurales de la 3'.

Avant d'aborder les mutations et les variations génomiques ci-dessous, il est important de rappeler que le VFJ ayant un génome à ARN, possède une forte capacité d'évolution et d'adaptation, contrairement aux virus à ADN. En effet, l'ARN polymérase est dépourvu de correction lors de la réplication. D'où l'existence de multiples mutations chez les organismes à ARN. La mutation peut consister au remplacement, ajout, suppression de nucléotides et il s'agit respectivement de substitution, insertion et délétion. La mutation peut être silencieuse ou synonyme si la séquence d'acide aminé n'est pas modifiée. Dans le cas contraire, la mutation est non silencieuse ou non synonyme. L'impact de ces mutations est plus ou moins connu, notamment sur la compétence des vecteurs aux virus ou l'adaptation à de nouveaux hôtes/environnements.

Sur la base des comparaisons nucléotidiques des séquences des gènes structuraux et de l'extrémité 3' NC, il existe au moins quatre génotypes du VFJ en Afrique et deux en Amérique dont les génotypes sud-américains I et II. Les principaux génotypes africains sont : Ouest, Est, Central et angolais (Fig. 3). L'arbre phylogénétique ci-dessous montre que le virus n'a pas beaucoup évolué. Le virus aurait émergé des forêts d'Afrique Centrale avant de se disperser en Afrique de l'Ouest et de l'Est. Le génotype africain est l'ancêtre de l'américain et le virus a été introduit en Amérique lors de la traite négrière (Beck *et al.*, 2013). Les génotypes africains et américains ont divergé il y a environ 300 ans. Chaque génotype diffère de l'autre d'au moins 7 % en nucléotide et un consensus devrait être trouvé entre les spécialités pour clairement définir les limites de différence entre les génotypes et leur nombre exact. La présence des séquences variables et répétées dans la région 3'NC est impliquée dans l'existence de multiples génotypes. Il y a donc lieu de penser que cette région 3'NC joue un rôle important dans l'adaptation du virus. Le taux de mutation du VFJ est estimé entre $1{,}3 \times 10^{-4}$ et $4{,}3 \times 10^{-4}$ substitution par site et par an. Le ratio des substitutions non silencieuses sur les silencieuses (d_N/d_S) est autour de 0,0382 chez les génotypes africains, signifiant une forte sélection purificatrice (Beck *et al.*, 2013). Les mutations sont impliquées dans la transmission des arbovirus et certaines mutations entrainent de graves épidémies.

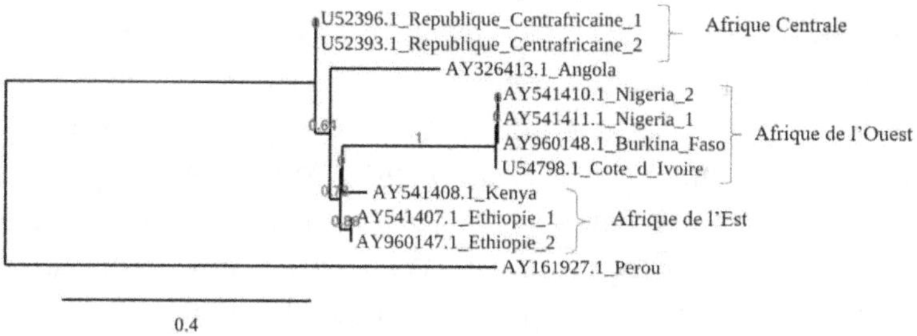

Figure 3 : Arbre phylogénétique de quelques séquences africaines du virus amaril. Cet arbre est construit avec les séquences 3 NC et la séquence complète de la Côte d'Ivoire. Le Pérou en Amérique du Sud est utilisé comme externe aux virus africains. Le virus du Cameroun n'y est pas à cause de l'absence de la séquence 3'NC dans les bases de données. Le site phylogenie.fr a été utilisé pour générer la figure.

4.3 Les épidémies de fièvre jaune au Cameroun

Une épidémie de FJ a touché le Nord-Cameroun en 1990, entrainant 125 morts et 182 cas ont été enregistrés. La majorité des cas (78 %) lors de cette épidémie ont été enregistrés entre la mi-octobre et la mi-novembre 1990. Lors cette épidémie, les enfants de moins de 10 ans étaient les plus touchés et 61,5 % des malades étaient de sexe masculin. Les principaux symptômes ont été : l'ictère fébrile, l'hématémèse, le méléna, les gingivorragies et les épistaxis (Vicens *et al.,* 1993). Les autres symptômes de cette maladie virale sont : des maux de tête, une perte d'appétit, des nausées, des douleurs musculaires et des vomissements. Chez les cas sévères de FJ, des atteintes rénales et hépatiques sont observées. Cette épidémie de 1990 a permis pour la première fois l'isolement du virus amaril du Cameroun. Les cellules d'*Aedes* ont servi après plusieurs passages à isoler ce virus à Dakar, Sénégal. Les causes de cette épidémie ont été l'absence de vaccination et la présence des vecteurs compétents. Par contre, l'origine n'était pas claire et le Nigeria voisin fut cité comme source de cette épidémie. Elle a permis de relancer les programmes de vaccination contre cette arbovirose. Lesdites campagnes ont débuté au Cameroun avant les années 60 et ont subi un ralentissement avant l'épidémie de 1990. Avant cette dernière et à la suite d'une augmentation des hépatites au Nord-Cameroun, Tsai *et al*., (1987) ont montré que les personnes vivant au Nord étaient plus exposées aux infections des flavivirus (Fièvre Jaune, Nil occidental, Zika) que ceux qui vivaient dans la partie Sud du Cameroun. Par contre, la stratification établie a montré que la FJ a été plus prévalente au Sud (Tsai *et al.,* 1987). Il a donc été conclu que les hépatites observées pendant cette période avaient une origine virale autre que la FJ et quelques années plus tard, l'épidémie de 1990 au Nord a eu lieu. Ceci démontre que la surveillance de la FJ devrait être mensuelle ou tout au moins annuelle afin de capturer les pics de densité des vecteurs et de détecter des personnes infectées à travers le pays.

En 2002, le Cameroun a mis sur pied un plan stratégique sur cinq ans pour contrôler la FJ (Wiysonge *et al.,* 2008). Ce plan qui a débuté en 2003 était focalisé principalement sur la détection des cas et une meilleure couverture de vaccination qui signifiait à cette époque une parité avec la rougeole. En 2004, le Cameroun a fait une vaccination massive contre la fièvre jaune (vaccin 17D). Pendant cette même période, les cas suspects, confirmés et les zones à risque ont été bien définis. Une épidémie de FJ est considérée comme la détection du virus dans le sang par les tests sérologiques et/ou moléculaires chez un patient. Le plan stratégique de 2003-2007 a permis d'atteindre 72 % de couverture vaccinale moyenne à la fièvre jaune chez les enfants en 2006. Il a également permis de détecter des épidémies de fièvre jaune à Bafia, Méri, Ntui, Ngaoundéré Rural, Yoko, Messamena et les taux de morbidité étaient inférieurs à 2 % (Wiysonge *et al*., 2008). Malheureusement, il n'existe pas de documentation sur les moustiques impliqués dans ces dernières épidémies. D'où l'objet du prochain paragraphe sur les vecteurs et les potentiels moustiques vecteurs de FJ au Cameroun.

4.4 Les vecteurs de fièvre jaune au Cameroun

Les gîtes larvaires d'*Aedes spp.,* au Cameroun sont : les pneus usés et abandonnés, des jarres d'eau enterrées, des abreuvoirs en pierre, des débris de poteries, des assiettes creuses et abandonnées. Les pneus usés ont été les plus prolifiques en larves entre mars et août 2017 au Cameroun (Tedjou *et al*., 2019). Cette diversité des gîtes larvaires rend la prévention des arboviroses particulièrement difficile et requiert des données actualisées sur la bio-écologie des espèces vectrices pour orienter les stratégies de contrôle (Ngoagouni *et al.,* 2016).

Au Cameroun, les principaux vecteurs de la FJ humaine sont *Ae. albopictus* Skuse et *Ae. aegypti* Linnæus. Ce dernier d'origine africaine a une distribution nationale tandis que le premier d'origine asiatique est confiné au grand Sud-Cameroun (Tedjou *et al.,* 2019). *Ae. albopictus* s'est propagé au Cameroun et dans les autres continents en utilisant les migrations et son adaptabilité aux différents climats et environnements. Bien que d'origine étrangère, il a bien colonisé le Cameroun au point d'en avoir une densité supérieure à celle d'*Ae. aegypti* dans plusieurs localités camerounaises. Il a subi peu de polymorphisme depuis sa première détection et au moins cinq haplotypes de ce vecteur sont présents au Cameroun (Tedjou *et al.,* 2019). *Ae. albopictus* et *Ae. aegypti* sont en sympatrie dans plusieurs régions dont le Littoral et l'Est (Paupy *et al.,* 2010 ; Tedjou *et al.,* 2019).

Lors de l'épidémie de 1990 au Nord-Cameroun, les vecteurs capturés ont été *Ae. aegypti*, *Ae. furcifer* et *Ae. luteocephalus*. Les taux d'agressivité ont été d'environ 10 piqûres par jour chez *Ae. aegypti* et moins d'une piqûre par jour chez *Ae. furcifer* et *Ae. luteocephalus* (Vicens *et al.,* 1993). La corrélation positive entre les cas de FJ et la présence d'*Ae aegypti* a permis de déclarer ce dernier, vecteur principal lors de cette épidémie de 1990. Il est important de noter que le virus n'a pas été isolé ou détecté chez le moustique lors de cette épidémie probablement parce que les tests sérologiques ont uniquement été utilisés chez les humains.

Les autres vecteurs de la fièvre jaune rencontrés au Cameroun sont *Ae. vittatus* Bigot, *Ae. africanus* Theobald, *Ae. simpsoni* Theobald. Ce dernier, généralement collecté dans les gites peuplés de végétaux, représente un complexe d'espèce de 10 membres dont les principaux sont : *Ae. bromeliae* (Theobald), *Ae. lilii* (Theobald) et *Ae. simpsoni* sensu stricto. Il est un important vecteur de FJ en Afrique de l'Est et ses sous-espèces sont trouvées dans des environnements spécifiques. *Ae. bromeliae* serait le seul membre anthropophile du complexe au Kenya et par conséquent le seul impliqué dans la transmission des arboviroses à l'homme (Walter *et al.*, 2014).

Ae. vittatus est également anthropophile et susceptible à plusieurs arbovirus dont le virus du Chikungunya avec des taux d'infection de 75 % à 90 % et des taux de dissémination de 35 % à 50 % (Mulwa *et al.*, 2018). Ses larves peuvent être collectées dans des trous de roche et les flaques d'eau.

4.5 Prévention de la fièvre jaune au Cameroun

Il n'existe pas encore de traitement spécifique contre la FJ. Les médicaments utilisés dans le cadre de son traitement permettent de calmer les symptômes associés à la maladie. Le vaccin est donc l'arme la plus redoutable pour prévenir la FJ. D'où l'implémentation des campagnes de vaccination dans les régions à risque. Le vaccin contre la FJ est demandé aux voyageurs âgés d'au moins neuf mois. Mais, le vaccin antiamaril, 17D généralement utilisé, est fait avec un virus atténué de la FJ. Donc, lors des campagnes de vaccination en masse, les personnes âgées et celles souffrant des maladies chroniques ou autres problèmes de santé sont exclues. Il est important de consulter un médecin avant la prise du vaccin qui doit être effectuée au moins 10 jours avant le voyage en pays endémique. Les cas importés en chine en 2016 ont souligné la nécessité d'éviter des vaccins tardifs puisque des individus vaccinés tardivement ont contracté le virus de la FJ avec manifestation des signes cliniques. Curieusement, deux patients chinois ayant reçu la vaccination plutôt (entre 1 à 5 ans) ont également été infectés, ce qui a relancé les débats sur la nécessité d'administrer une seconde dose du vaccin amaril pour booster l'immunité contre le VFJ (Song *et al.*, 2018). Le vaccin 17D existant depuis 1927, active les réponses immunitaires cellulaire et humorale qui peuvent varier en fonction de l'âge, du sexe, de la génétique et de l'environnement du receveur. Des études ont révélé des réponses immunitaires différentes après prise du vaccin 17D entre des personnes vivant en Afrique et Europe. Il se pourrait donc que certaines personnes nécessitent une seconde dose du vaccin après une certaine période pour être mieux protégées. Il est important de maintenir la surveillance de la FJ dans les pays endémiques comme le Cameroun. Un patient vivant dans une zone à risque de FJ et présentant un test négatif au paludisme malgré les symptômes, devrait être considéré comme un cas suspect de FJ et/ou d'une autre arbovirose. Les cas suspects devraient suivre un dépistage qui consiste à rechercher les anticorps et le génome du virus de la FJ via des tests moléculaires. Les immunoglobulines de type G (IgG) et M (IgM) sont recherchées en sérologie-ÉLISA (*Enzyme-Linked ImmunoSorbent Assay)* chez les patients suspectés. Les résultats ÉLISA doivent être confirmés par des tests de neutralisation. Les IgGs disparaissent très rapidement et ceux qui persistent sont les IgMs dont la durée de vie est supérieure. Les tests moléculaires devraient être effectués dès l'apparition de premiers symptômes pour une meilleure sensibilité. Ces tests peuvent consister à l'utilisation des réactions de polymérisation en chaîne (PCR pour *Polymerase Chain Reaction*) pour rechercher les ARNs viraux. Lors de l'épidémie de 2016 en RDC, sur les 74 cas confirmés en sérologie, seuls neuf ont été positifs en réaction de polymérisation en chaîne par transcription inverse (RT-PCR) confirmant ainsi la nécessité de toujours associer la sérologie au test moléculaire. La sensibilité des PCRs est augmentée via des RT-qPCRs (q pour quantitatif ou PCR en temps réel). Il devient indispensable d'équiper tous les hôpitaux afin de faire ces tests de confirmation qui sont faits au Centre Pasteur de Yaoundé et l'Institut Pasteur de Dakar au Sénégal (au niveau continental). Ces institutions de dépistage sont généralement très éloignées des sites d'épidémie, engendrant beaucoup de lenteurs dans le dépistage et la détection des foyers d'épidémie ou des cas sporadiques.

Si la non-vaccination des populations est indéniablement un facteur à risque, les autres facteurs de risque sont les éléments environnementaux, le changement climatique, la taille de la population et la densité des vecteurs. Si l'environnement, le changement climatique et la densité des populations humaines semblent difficilement maniables, les vecteurs quant à eux devraient être considérablement réduits au moyen des outils de lutte antivectorielle. Cette dernière devrait consister à répertorier les zones hébergeant les *Aedes* spp., et l'utilisation de divers moyens tels que les insecticides et les produits biologiques. Les insecticides peuvent être utilisés simultanément en aspersion avec les moustiquaires ou avec des pièges létaux d'oviposition. Ces pièges utilisant des insecticides pour certains, attirent et tuent les femelles d'*Aedes* qui veulent pondre, permettant ainsi de réduire la population de moustiques. Il est de plus en plus recommandé de combiner ces pièges avec d'autres moyens que les insecticides. C'est ainsi que d'autres pièges utilisant les bandes adhésives ont été créés. De plus, l'augmentation de la résistance aux insecticides chez les moustiques a entrainé la recherche des produits biologiques. Par exemple, des pièges à *Bacillus thuringiensis israelensis* (Bti) ont été déployés au Brésil. Ces pièges ont été associés à la destruction des œufs dans les gîtes larvaires, la collecte et destruction des adultes, l'utilisation des poissons larvivores et l'éducation de la population locale. Cette combinaison d'outils a permis de réduire de 77 % à 90 % la densité larvaire durant deux années d'intervention au Brésil (Johnson *et al.,* 2017). Les pièges coûtent moins d'un dollar américain et il est nécessaire de les déployer en grand nombre pour observer un effet significatif. D'autres moyens alternatifs aux insecticides consisteraient à utiliser des bactéries ou des virus contre les vecteurs d'arbovirus. Une approche de cette dernière méthode consiste à modifier ou non ces micro-organismes pour entraver la transmission des arbovirus. Lorsque le micro-organisme est modifié, il s'agit de para-transgénèse et s'il n'est pas modifié, alors c'est la trans-infection. Sur cette dernière, la bactérie *Wolbachia* spp., qui est un symbiote intracellulaire infectant plusieurs espèces d'insectes, réduit ou empêche les infections aux virus d'insectes dont les arbovirus. La souche wMelPop-CLA qui infecte naturellement *Drosophila melanogaster* est connue également pour son incompatibilité cytoplasmique empêchant les mâles infectés de la transmettre à leurs progénitures. L'injection des embryons d'*Ae. aegypti* par la souche wMelPop-CLA entraine une réplication de cette bactérie et une transmission verticale à la progéniture, avec une prévalence pouvant atteindre 100 %. La fixation de cette souche dans une population d'*Ae. aegypti* est atteinte en moins de trois mois et une réduction de la fécondité des vecteurs est observée. De plus, wMelPop-CLA réduit d'au moins trois fois la charge du virus de la dengue chez *Ae. aegypti* et empêche ce virus de migrer à la salive, et par conséquent, bloque sa transmission (Walker *et al.,* 2011). De même, wMelPop-CLA réduit également la dissémination du virus de la fièvre jaune chez *Ae. aegypti.* Cependant, ce phénotype dépend de la charge virale, de la lignée de moustique et de la souche virale (van den Hurk *et al.,* 2012). La souche wAu provenant de *D. simulans* permet à *Ae. albopictus* d'être résistant à la dengue et ce phénotype est accentué lorsque le virus est donné aux moustiques par repas de sang (voie normale) en comparaison à l'injection (Mancini *et al.,* 2020).

Un autre moyen de prévention contre les arboviroses serait de lutter contre la déforestation qui pourrait permettre aux vecteurs selvatiques de devenir urbains ou d'entrer en contact avec les réservoirs animaux et les populations rurales et urbaines. De même, il faudrait également lutter contre la promiscuité et l'urbanisation anarchique généralement rencontrées au Cameroun puisqu'elles sont considérées comme amplificatrices de toute épidémie.

La pandémie de coronavirus en 2020 au Cameroun a bien montré qu'il était indispensable de surveiller les voyageurs provenant des pays touchés. En effet, les premiers patients de cette épidémie étaient des cas importés. Les portes d'entrée au Cameroun devraient avoir un médecin ou tout au moins un épidémiologiste ou autre professionnel de la santé dont le rôle principal serait de surveiller et d'empêcher l'importation de la FJ au Cameroun et son exportation vers les pays étrangers. Comme il est de coutume depuis les dernières décennies, le statut vaccinal des voyageurs devrait être vérifié à l'aide d'un carnet de vaccination homologué et facilement authentifiable. L'importation de la FJ en Chine par des voyageurs provenant d'Angola aurait pu déclencher une épidémie locale qui aurait été plus meurtrière au regard de la densité de la population chinoise et de sa non vaccination. Autre exemple, l'épidémie de 1990 au Nord-Cameroun serait originaire du Nigeria qui avait précédemment subi une épidémie de FJ (Vicens *et al.,* 1993).

La surveillance est importante, mais elle a toute sa pertinence lorsque des plans de préparation et de riposte sont établis afin de lutter rapidement contre toute éventuelle épidémie. Une meilleure planification passe par une meilleure coordination entre les acteurs locaux et internationaux engagés contre la FJ. À l'international, il s'agit de l'OMS, la fondation Rockefeller, la fondation Gates et les firmes pharmaceutiques impliquées dans la fabrication des vaccins et des outils thérapeutiques. Au niveau local, ces acteurs sont : le ministère de la Santé publique, les chercheurs, les formations sanitaires et les administrateurs locaux. Des freins à la mise en œuvre des stratégies de riposte seraient principalement le faible niveau d'équipement des laboratoires dans les pays touchés (généralement des pays pauvres) et le faible ou manque de ressources allouées aux partenaires locaux pour mener des activités de recherche et développement.

En plus des mesures collectives telles que la déforestation et la surveillance des frontières afin de lutter contre la FJ, les mesures individuelles devraient être encouragées. Par exemple, les personnes vivant en zone hébergeant les moustiques devraient se couvrir complètement le corps, en utilisant des vêtements à longues manches, surtout en journée puisque les *Aedes* sont diurnes. Ces personnes peuvent aussi utiliser des répulsifs et/ou des moustiquaires imprégnées d'insecticide.

4.6 Les autres arbovirus transmis par *Aedes* et circulant au Cameroun

Fokam *et al.* (2010) ont décrit qu'en plus de la FJ, d'autres arbovirus transmis par *Aedes spp.*, circulent insidieusement au Cameroun. Ces derniers causent généralement des cas sporadiques d'arboviroses et les cas d'épidémie demeurent rares. Il s'agit des virus de la dengue, du Zika, du Chikungunya, du Wesselsbron, de la fièvre de la vallée du Rift. Les individus porteurs de ces arboviroses sont généralement asymptomatiques. L'absence d'épidémies dues à ces arbovirus est incomprise et les surveillances actives devraient être maintenues. Étant donné la similitude entre les symptômes des maladies causées par ces arbovirus et le paludisme (principale infection endémique au Cameroun), une sous-estimation de leurs prévalences serait probable. La recherche des cas actifs devrait donc être incluse dans les activités de routine de la surveillance antivectorielle au Cameroun.

4.6.1 Le virus de la dengue

La dengue est une infection due à un flavivirus (famille des *Flaviviridae*) ou virus de la dengue (VDEN) et qui est transmise majoritairement par les *Aedes* ssp. Elle est considérée comme l'une des arboviroses les plus dangereuses puisque ces formes mortelles sont à l'origine de nombreux décès. Contrairement à d'autres arboviroses qui sont retrouvées uniquement dans certains coins du globe, la dengue a une large distribution mondiale et les pays tropicaux ou subtropicaux sont les plus concernés. Selon l'OMS, environ quatre millions de cas ont été enregistrés dans le monde en 2019 (OMS, 2020). L'Amérique du Sud et l'Asie sont les plus touchées et la situation en Afrique reste très énigmatique, car, malgré la présence des vecteurs, les épidémies demeurent sporadiques. En Inde, certaines régions ont des séroprévalences (présence des anticorps) de 60 % à 70 % et la dengue y est endémique. Les séroprévalences en Inde sont supérieures dans les régions urbaines en comparaison aux rurales ; ce qui positionne l'urbanisation comme un facteur important de risque (Wilder-Smith & Rupal, 2019). Au Brésil, l'une des plus grandes épidémies a eu lieu en 2015 et approximativement 1 688 688 cas et 1000 décès ont été enregistrés. L'état de Sao Paulo a enregistré la plus forte mortalité (plus de 50 %) lors de cette épidémie de 2015. De 1990 à 2017, au moins une épidémie de dengue a été reportée dans ce pays d'Amérique du Sud et jusqu'à nos jours, la dengue demeure un véritable problème de santé publique au Brésil (Andrioli *et al.*, 2020). En Afrique, les pays ayant été frappés par des épidémies significatives sont la Côte d'Ivoire, l'Égypte, le Cap-Vert et le Burkina Faso. Dans ce dernier pays, en 2016, plus de 1947 cas suspects ont été enregistrés et des tests de diagnostic rapide (TDRs) ont permis de détecter la présence des anticorps de la dengue chez plus de 1300 personnes dont 20 sont décédées. Ces patients avaient de la fièvre, des maux de tête, des douleurs articulaires et musculaires, des éruptions cutanées. Lors de cette épidémie de 2016 au Burkina Faso, le plus grand nombre de cas a été signalé en novembre et la ville de Ouagadougou était la plus affectée (Tarnagda *et al.*, 2018). Au Cameroun, dans la ville touristique de Kribi, 14,3 % de séroprévalence ont été enregistrés en 2017 et le génotypage réalisé a permis de révéler la circulation du sérotype 1 (DEN-1) dans cette localité. Les individus de sexe masculin étaient les plus touchés lors de cette épidémie camerounaise de 2017 et la plupart des personnes infectées étaient des élèves (Simo *et al.*, 2018). Les principaux symptômes rencontrés étaient des vomissements, des nausées, des douleurs rétro-orbitales, des myalgies, des arthralgies et de la fièvre. D'autres études sérologiques ont révélé une circulation de la dengue dans d'autres villes du Cameroun dont Yaoundé, Douala et Garoua. Dans ces villes, les sérotypes 1 et 2 (DEN-2) ont été détectés par des outils moléculaires (Yousseu *et al.*, 2018).

En plus des sérotypes mentionnés ci haut, on a également les DEN-3 et 4. Tous les quatre sérotypes sont transmis en majorité par *Ae. aegypti* et *Ae. albopictus*. Le DEN-2 a été isolé chez *Ae. tarsalis*, *Ae. tricholabis* et *Ae. aegypti* au Kenya (Musa *et al.*, 2020). En 2007 au Gabon, des pools d'*Ae. albopictus* ont été positifs à la dengue et le Chikungunya alors qu'*Ae. aegypti* étaient négatifs à ces deux arboviroses. Les infections expérimentales démontrent une susceptibilité des *Aedes* majeurs du Cameroun aux virus de la dengue et du Chikungunya, confirmant leur rôle dans la transmission de ces arboviroses (Paupy *et al.*, 2010). Tous les quatre sérotypes de la dengue circulent en Afrique. Cependant, les variations de susceptibilité des vecteurs aux différents sérotypes sont peu connues. Lors de l'épidémie de 2016 au Burkina Faso, le DEN-2 était le plus fréquent, suivi de DEN-3 (Tarnagda *et al.*, 2018).

Il n'existe pas de traitement spécifique contre la dengue comme à la plupart d'arboviroses. Les patients sont soulagés par une prise en charge rapide ayant pour but de traiter les principaux symptômes et de compenser les pertes liquidiennes chez des cas graves. Par conséquent, la prévention reste le meilleur outil contre cette maladie. Cette prévention passe par l'utilisation des vaccins, la lutte antivectorielle et bien d'autres stratégies comme l'aménagement de l'environnement et l'éducation sanitaire des populations locales.

Il existe plusieurs candidats vaccins à la dengue et le premier à obtenir une licence est le Dengvaxia de Sanofi-Pasteur. Ce vaccin est enregistré dans environ 20 pays endémiques, l'Union européenne et les États-Unis. Cependant, le Dengvaxia serait uniquement recommandé dans les régions ayant au moins 70 % de séroprévalence et aux individus âgés d'au moins neuf ans. Par conséquent, un pays comme l'Inde, et probablement bien d'autres, sont exclus (Wilder-Smith & Rupal, 2019). Le vaccin Dengvaxia est développé à partir d'un virus chimérique atténué construit à partir des gènes de la pré-membrane (pré-M) et de l'enveloppe E des quatre sérotypes (DEN-1, 2, 3, et 4) et des gènes non-structurels du vaccin 17D de la fièvre Jaune. Il était important d'associer les quatre sérotypes dans ce vaccin puisque l'infection à un sérotype n'aide pas à prévenir contre les autres sérotypes. Les patients qui guérissent à l'infection d'un sérotype donné, deviennent immunisés contre les infections futures au même sérotype. Étant donné que le vaccin n'est pas accessible à tous, la lutte contre les moustiques est notamment encouragée par l'utilisation des aspersions intradomiciliaires d'insecticide, la destruction des gîtes larvaires, l'utilisation des répulsifs. La prévention passe également par la détection systématique de ce virus chez les donneurs de sang afin d'éviter une transmission lors des transfusions sanguines (TSs). En effet, une enquête au Brésil a permis de détecter un taux de transmission de 35,7 % à la DEN-4 lors des TSs (Levi, 2016). L'impact sur les receveurs des sangs contaminés à la DEN-4 est mal apprécié et devrait être plus étudié. En outre, lors de cette enquête brésilienne, les receveurs n'ont pas développé de symptôme. Les charges virales sanguines des donneurs sont généralement supérieures à celles inoculées par les moustiques. Toutes ces observations permettent de suggérer que la transmission de la dengue par transfusion sanguine serait secondaire, et que les *Aedes* spp., seraient des vecteurs majeurs de cette arbovirose. Il est important de noter que ces cas isolés de transmission de la dengue au cours des TSs pourraient se généraliser à d'autres arboviroses dont des cas symptomatiques et asymptomatiques ont été observés à cause des TSs. En plus du virus de la dengue, le virus du Zika, un autre virus de la famille des *Flaviviridae* serait en circulation au Cameroun.

4.6.2 Le virus du Zika

Le flavivirus Zika isolé en Ouganda en 1949 est probablement le plus célèbre des arbovirus des deux dernières décennies (2000-2009, 2010-2019). Les épidémies de Zika en Amérique du Sud, Nouvelle-Calédonie et Polynésie française, ont montré le pire visage de cette arbovirose. En mars 2015, la prévalence a été de 29 % dans une localité brésilienne et la lignée asiatique était l'agent causal. Les femmes représentaient presque 85 % des individus infectés. Lors de cette épidémie brésilienne, les symptômes enregistrés ont été des éruptions maculopapuleuses, de la fièvre, de la myalgie et les maux de tête (Campos *et al.,* 2015). Bien que la plupart des cas soient asymptomatiques et que certains patients symptomatiques retrouvent la santé autour de deux semaines sans prise de médicaments, des complications neurologiques graves sont associées à cet arbovirus. Par exemple, une patiente de la Polynésie française admise pour le syndrome de Guillain-Barré (SGB) a été positive au Zika par des tests sérologiques (ÉLISA et séroneutralisation par réduction des plages de lyse) réalisés dès le début des symptômes. La PCR précédée d'une transcription inverse (RT-PCR) a montré un résultat négatif huit jours après l'apparition des symptômes (Oehler *et al.,* 2014). Les auteurs de cette étude ont observé une augmentation par 20 du nombre de cas du SGB lors de l'épidémie de Zika en Polynésie française (Oehler *et al.,* 2014). Les symptômes du SGB de cette patiente ont été la faiblesse musculaire, la paralysie faciale, l'absence des réflexes tendineux, une myalgie diffuse, une tétraparésie des pieds (Oehler *et al.,* 2014). Contrairement à d'autres arbovirus, le virus du Zika (VZIK) peut se transmettre via des rapports sexuels puisque le virus peut survivre des mois dans le sperme et des jours dans les sécrétions vaginales (Prisant *et al.,* 2017). Les femmes enceintes sont très vulnérables, car elles ont une grande tendance à attirer les moustiques et elles peuvent également transmettre le virus à leurs progénitures (transmission congénitale). Ces dernières naissent parfois avec des microcéphalies et un développement anormal du cortex (Robinson, 2017). La capacité tératogénique du VZIK est bien établie et fait de ce virus l'un des plus redoutables de l'humanité. Les mécanismes de la tératogénicité lors de l'infection à cet arbovirus devraient être clairement établis et compris. En plus de cette transmission entre personnes, le VZIK est principalement transmis lors des piqûres infectieuses à *Aedes* spp. Au Brésil, les moustiques impliqués dans la transmission de cet arbovirus sont *Ae. africanus*, *Ae. luteocephalus*, *Ae. hensilli*, *Ae. aegypti* (Campos *et al.*, 2015). Ce dernier serait le vecteur majeur lors de la transmission urbaine et les autres seraient impliqués dans la transmission selvatique. En mars 2019, lors d'une épidémie de dengue dans l'état de Espırito Santo au Brésil, un pool d'*Ae. albopictus* a été positif au VZIK. Parmi les moustiques composant ce pool, au moins un était gorgé. Par conséquent, il fut impossible pour les auteurs de conclure que cette espèce était un vecteur du VZIK au Brésil, à cause de l'analyse en pool réalisé (Ricas Rezende *et al.*, 2020). La présence des moustiques gorgés permet d'envisager une transmission mécanique et non biologique qui aurait permis d'incriminer les vecteurs. De plus, Vazeille *et al.* (2018) ont montré que les *Ae. albopictus* de l'île de la Réunion pouvaient être infectés par le VZIK de génotype asiatique, mais, la dissémination (Jour 14) était absente. Par contre, Chouin-Carneiro *et al.* (2016) ont obtenu une dissémination du VZIK chez des *Ae. albopictus* provenant des États-Unis d'Amérique et du Brésil. Ces derniers auteurs ont également montré que certains *Ae. albopictus* pouvaient présenter une meilleure réplication et dissémination au VZIK en comparaison à *Ae. aegypti* (Chouin-Carneiro *et al.*, 2016).

Tous ces résultats ci-dessus montrent que le vecteur majeur du VZIK est *Ae. aegypti* et qu'occasionnellement *Ae. albopictus* peut en assurer la transmission urbaine (Campos *et al.*, 2015 ; Chouin-Carneiro *et al.*, 2016). Au Cameroun, ces deux espèces sont en sympatrie dans certaines localités. Par conséquent, elles devraient être surveillées et des études de compétences vectorielles devraient être effectuées pour vérifier la susceptibilité aux différents génotypes de VZIK qui circulent dans le pays. D'autant plus que, dans certaines localités des régions de l'Est et du Littoral, les séroprévalences peuvent atteindre respectivement 7,7 % et 10 %. Les régions septentrionales du Cameroun sont également touchées par le Zika, bien que les prévalences observées autour de 2 % semblent faibles (Gake *et al.,* 2017).

Comme les autres arbovirus, la sérologie (IgM, IgG et anticorps neutralisants) et des outils moléculaires (RT-PCR, RT-qPCR et PCR digitale) sont utilisés lors du dépistage du Zika. Contrairement à d'autres arboviroses dont la virémie (présence de virus dans le sang) est très transitoire, chez certains sujets dont les femmes enceintes et probablement à cause de la grossesse, la virémie peut persister plusieurs semaines permettant ainsi l'utilisation des outils moléculaires pour détecter le virus et son isolement.

Un dépistage rapide et une prise en charge sont nécessaires pour éviter les transmissions horizontales et verticales entre personnes. La prévention peut se faire en se protégeant des piqûres des moustiques vecteurs. Les recherches s'activent également pour finaliser un vaccin afin de mieux le prévenir. Tout comme le VZIK, il n'existe pas encore de vaccin contre le virus du Chikungunya (VCHIK).

4.6.3 Le virus du Chikungunya

Le Chikungunya fait également partie des arboviroses transmises par les *Aedes* et circulant au Cameroun. Le VCHIK est un alphavirus de la famille de *Togaviridae.* Dans cette famille, on retrouve également le virus O'nyong

nyong qui est principalement transmis par les anophèles (Chapitre 3). Par ailleurs, la ressemblance entre ces deux virus est si frappante qu'il suffit de modifier quelques gènes du VCHIK pour que certaines espèces anophèliennes le transmettent. En outre, des infections expérimentales ont montré qu'*An. stephensi* pouvait transmettre le VCHIK. Ces données sur cette possible transmission par les anophèles devraient être surveillées dans la nature afin de confirmer ou infirmer leur capacité vectorielle. En attendant, les vecteurs majeurs sont *Ae. albopictus* et *Ae. aegypti*.

Le VCHIK est originaire de Tanzanie où il fut isolé pour la première fois en 1953 puis il a évolué permettant d'avoir au moins deux lignées qui sont : africaine et asiatique. Cet arbovirus circule dans au moins trois autres pays africains, dont le Sénégal, le Kenya et le Nigeria. Ces cycles de transmission sont semblables à ceux de la dengue avec des cycles, selvatique (en forêt), urbain et rural. Plusieurs épidémies ont été signalées au Sénégal, dont en 1966, 1982, 1996, 1997, 2004–2006, 2010 et 2015. Ce pays d'Afrique de l'Ouest qui héberge le centre de diagnostic continental des arboviroses possède un très bon système de surveillance des virus transmis par les arthropodes, d'où cette probable récurrence. En effet, le VCHIK a été isolé au Sénégal chez plusieurs vertébrés, dont l'Homme, les rats à poche (Gophers), les chauves-souris et les singes. Les moustiques qui ont servi à l'isolation de ce virus ont été *Ae. furcifer*, *Ae. luteocephalus*, *Ae. taylori*.

À Kedougou (Sénégal) et entre 2009 et 2010, la séroprévalence au VCHIK a été de 1,4 %. La moyenne d'âge des personnes infectées était de 24 ans. Les principaux symptômes étaient la fièvre, les douleurs articulaires et musculaires, la toux, la diarrhée, les éruptions cutanées et les vomissements. Les personnes co-infectées avec le paludisme ont représenté 20 % lors de cette surveillance, soulignant la nécessité de vérifier la présence des arbovirus chez des personnes symptomatiques au paludisme (Sow *et al.,* 2017). Au Cameroun, les cas de Chikungunya ont été enregistrés à Douala, Yaoundé et Kumbo. Dans cette dernière ville du Nord-Ouest, l'étude sérologique a révélé 1,4 % d'IgG et 54,4 % d'IgM anti-VCHIK en novembre 2007. Ce pourcentage élevé d'IgM a montré une récente infection ; révélant ainsi une circulation quasi-endémique puisque les premiers symptômes ont été signalés dans les populations en 2006. L'enquête entomologique menée pendant ladite période à Kumbo a révélé la présence des larves et des adultes *d'Ae. africanus*, malheureusement les moustiques n'ont pas été testés (Demanou *et al.,* 2010). Il est nécessaire de caractériser les vecteurs majeurs et secondaires du Chikungunya au Cameroun. Si la mortalité due au VCHIK est rare en Afrique, hors du continent de nombreux décès ont été enregistrés notamment au Brésil et à la Réunion. Dans cette dernière, l'épidémie de 2005/2006 a attiré l'attention du monde sur cette arbovirose puisqu'elle a permis de mieux la comprendre et de constater sa sévérité. Cette épidémie aurait commencé aux Comores, avant de se propager à Maurice et à la Réunion. Lors de l'enquête réalisée à la Réunion, les cas suspects ont été définis comme tout individu ayant une fièvre supérieure à 38,5 °C et des douleurs articulaires ; et un cas confirmé avait une sérologie positive ou/et une détection moléculaire du VCHIK. Ainsi, les résultats sérologiques ont révélé plus de 16 000 personnes infectées au VCHIK entre 2005 et 2006. Parmi ces patients, 123 ont présenté des signes sévères de la maladie, dont les insuffisances rénales, les difficultés respiratoires, les décompensations cardiaques, les hépatites sévères et aiguës et les méningo-encéphalites. Un bébé est mort et au moins 41 cas de transmission materno-fœtale ont été confirmés. Les personnes âgées (autour de 79 ans) étaient les plus vulnérables et 203 morts ont été enregistrés (Renault *et al.,* 2007). Ces chiffres montrent que le VCHIK pourrait devenir un véritable problème de santé publique dans les territoires à forte densité d'*Aedes* spp., et dont la surveillance entomologique ne constitue pas une activité de routine. Ceci reste bien valable pour toutes les autres arboviroses comme la fièvre de la vallée du Rift.

4.6.4 Le virus de la fièvre de la vallée du Rift

Contrairement au VCHIK, le virus de la fièvre de la vallée du Rift (VFVR) est un phlebovirus (*Phenuiviridae*) qui infecte généralement les animaux et occasionnellement les humains. Il est maintenu chez les moustiques par transmission verticale et les vertébrés sont infectés via une transmission horizontale. Les vecteurs majeurs de cet arbovirus sont les *Aedes* et les *Culex*. En outre, plusieurs *Anopheles* spp., et *Mansonia* spp., ont été positifs au VFVR (Nanfack-Minkeu & Vernick, 2018). Plusieurs épidémies et épizooties de la FVR ont été signalées en Afrique, entrainant des pertes humaines et économiques. Les études en République Centrafricaine ont montré une présence de ce virus chez les ruminants et les humains. La séroprévalence était assez variable entre les ovins, les caprins et les bovins, avec une différence entre les IgMs et IgGs. La présence des IgGs a été détectée chez les éleveurs, les abatteurs et les bouchers. Par contre, les IgMs ont été absents (Nakouné *et al.,* 2016).

Au grand-sud Cameroun, le VFVR a été détecté chez le bétail et la séroprévalence a été d'environ 23 % (Lebreton *et al.,* 2006). Récemment, dans la région du Nord-Cameroun, l'on a noté la présence des anticorps anti VFVR chez les petits ruminants, ce qui suggère la circulation de cette arbovirose dans la partie septentrionale du pays malgré le fait que les anticorps anti IgMs n'aient pas été détectés (Poueme *et al.*, 2019). Une surveillance entomologique doublée d'une étude des facteurs à risque et des personnes exerçant des activités à risque telles que les éleveurs, les vétérinaires, etc., permettrait de lutter efficacement contre cette arbovirose au Cameroun.

Le génome des phlebovirus est un acide ribonucléique (ARN) composé de trois segments, à polarité négative et qui codent cinq à sept poly-protéines. Les segments sont nommés petit (small or S), moyen (M) et large (L) et sont traduits respectivement en nucléocapside, les glycoprotéines virales (Gn et Gc) et l'ARN dépendant de l'ARN polymérase. Un autre arbovirus circulant au Cameroun est le virus de *Wesselsbron.*

4.6.5 Le virus de Wesselsbron

Le virus de Wesselsbron a été isolé chez *Ae. circumluteolus* Theobald à Madagascar en 1989. Par la suite, des études sérologiques ont montré des patients infectés à ce flavivirus, confirmant une circulation silencieuse dans cette île de l'Océan Indien (Morvan *et al.,* 1990). Au Cameroun, l'isolation a été faite à partir des *Aedes* spp., et *Aedes* groupe *tarsalis* après inoculation à des souriceaux (Salaün *et al.,* 1969). De plus, grâce à des études sérologiques, des individus ont été testés positifs (avec une prévalence de 1,3 %) à cet arbovirus (Fokam *et al.,* 2010). D'autres moustiques ont été associés à cet arbovirus et des études devraient être faites pour incriminer les vecteurs primaires et secondaires. Le virus de *Wesselsbron* infecte majoritairement les animaux, mais les Hommes peuvent également être infectés. Au Sénégal, les rats noirs (*Rattus rattus*) seraient de potentiels réservoirs et deux patientes ont été positives à cet arbovirus en 2014. Les principaux symptômes observés chez ces patientes ont été la jaunisse, les maux de tête, des douleurs diffuses, de la fièvre. Il est important de noter que ces deux patientes ont été co-infectées ; la plus jeune au paludisme et l'autre à l'hépatite

E, soulignant ainsi la nécessité de diagnostiquer les arboviroses lors de certaines infections ayant des symptômes similaires. En effet, les conséquences des interactions avec d'autres infections endémiques ne sont pas bien comprises et doivent être investiguées pour mieux discerner son épidémiologie dans les régions à risque. Les séquences du virus issues de ces patientes et des rongeurs ont montré plus de 99 % de similitude nucléotidique, signifiant qu'il s'agissait d'une même souche (Diagne *et al.,* 2017).

Conclusion

Plusieurs arboviroses circulent insidieusement au Cameroun et la FJ est la plus visible de par sa mortalité. Le nombre de patients infectés aux arbovirus au Cameroun est sous-estimé parce que la plupart sont confondus au paludisme et sont asymptomatiques. De plus, seuls quelques rares laboratoires à travers le pays sont capables d'effectuer les tests de dépistage (sérologique et moléculaire). Généralement au Cameroun, le centre de référence de diagnostic et de vaccination est le Centre Pasteur du Cameroun. Il est important que toutes les formations sanitaires régionales aient la capacité d'effectuer des tests de dépistage à la FJ et aux autres arbovirus pour une meilleure riposte coordonnée et intégrée lors des épidémies ultérieures. Le meilleur moyen de lutte contre la FJ reste le vaccin. Raison pour laquelle la couverture vaccinale devrait être de 100 % pour une meilleure prévention. Il est important de continuer à suivre et répertorier les effets secondaires à la suite d'une vaccination contre la FJ, bien que ces cas soient rares au Cameroun. Il faudra également améliorer la chaine de froid qui est une difficulté généralement rencontrée lors des campagnes de vaccination, surtout dans des villages éloignés de grandes villes. La surveillance des autres arbovirus transmis par les moustiques *Aedes* devrait être accentuée lors des études entomologiques et sérologiques. Des mesures préventives de sécurité transfusionnelle devraient être mises en place dans les hôpitaux. Ces mesures ont permis de déceler des cas de dengue et de Chikungunya dans plusieurs pays, dont l'Italie. Ce dernier a mis sur pied des mesures efficaces après que plusieurs épidémies aux VCHIK ont frappé le pays. Les vecteurs majeurs d'arboviroses au Cameroun sont *Ae. aegypti* et *Ae. albopictus* et ils sont en sympatrie dans le Sud-Cameroun. Des moustiques infectés par des arbovirus n'ont presque pas encore été signalés au Cameroun malgré la richesse et la forte densité de sa faune culicidienne et les fortes densités de forêts qui favorisent les transmissions selvatiques. Ce constat est assez intrigant et mérite d'être clarifié. Il s'agira d'un défi puisque les moustiques dans la nature sont généralement faiblement infectés aux arbovirus au point de ne pas être détectés par des outils peu sensibles. Face à la montée de la résistance aux insecticides chez les moustiques en général et les espèces du genre *Aedes* en particulier, il est important d'explorer d'autres moyens de lutte antivectorielle, dont l'utilisation des symbiotes contre les adultes et leurs virus, l'utilisation des pièges d'oviposition, la destruction des gîtes larvaires et les moustiques stériles. Les épidémies mortelles de dengue, Chikungunya, Zika ne sont pas documentées au Cameroun et devraient être investiguées lors des activités de routine afin de mieux se préparer pour une éventuelle riposte ou pour un meilleur contrôle des cas sporadiques. Les séquences du VFJ isolées au Cameroun sont peu documentées ou introuvables en comparaison au Sénégal. Ce déficit devrait être comblé afin de mieux comprendre l'origine et la circulation de cet arbovirus au Cameroun. Dans la base de données PubMed (mai 2020), la seule souche/séquence camerounaise du virus amaril disponible est celle qui a été isolée au Sénégal lors de l'épidémie de

1990 au Nord-Cameroun. Cette situation empêche des études phylodynamiques et autres analyses génomiques nécessaires pour suivre l'évolution des souches virales et la chaîne de transmission du virus entre les hôtes. Bien que le Sénégal représente le centre de référence au niveau continental, le Cameroun devrait aussi se doter des structures pouvant permettre l'isolation de ce virus et son archivage.

Références

Andrioli DC, Busato MA, Lutinski JA. 2020. Spatial and temporal distribution of dengue in Brazil, 1990 - 2017. *PLoS One*, 15(2):e0228346.

Beck A, Guzman H, Li L, Ellis B, Tesh RB, Barrett AD. 2013. Phylogeographic reconstruction of African yellow fever virus isolates indicates recent simultaneous dispersal into east and west Africa. *PLOS Neglected Tropical Diseases*, 7(3):e1910.

Campos GS, Bandeira AC, Sardi SI. 2015. Zika Virus Outbreak, Bahia, Brazil. *Emerging Infectious Diseases,* 21(10):1885-6.

Chouin-Carneiro T, Vega-Rua A, Vazeille M, Yebakima A, Girod R, Goindin D, Dupont-Rouzeyrol M, Lourenço-de-Oliveira R, Failloux AB. 2016. Differential Susceptibilities of Aedes aegypti and Aedes albopictus from the Americas to Zika Virus. *PLOS Neglected Tropical Diseases*, 10(3):e0004543.

Demanou M, Antonio-Nkondjio C, Ngapana E, Rousset D, Paupy C, Manuguerra JC, Zeller H. 2010. Chikungunya outbreak in a rural area of Western Cameroon in 2006: A retrospective serological and entomological survey. *BMC Research Notes*, 3:128.

Diagne MM, Faye M, Faye O, Sow A, Balique F, Sembène M, Granjon L, Handschumacher P, Faye O, Diallo M, Sall AA. 2017. Emergence of *Wesselsbron* virus among black rat and humans in Eastern Senegal in 2013. *One Health*, 3:23-28.

Fokam EB, Levai LD, Guzman H, Amelia PA, Titanji VP, Tesh RB, Weaver SC. 2010. Silent circulation of arboviruses in Cameroon. *East African Medical Journal,* 87(6):262-8.

Gake B, Vernet MA, Leparc-Goffart I, et al. 2017. Low seroprevalence of Zika virus in Cameroonian blood donors. *Brazilian Journal of Infectious Diseases*, 21(4):481-483.

Gardner CL & Ryman KD. 2010. Yellow fever: a reemerging threat. *Clinics in laboratory medicine*, *30*(1), 237–260.

Gudo ES, Falk K, Cliff J. 2018. Historical Perspective of Arboviruses in Mozambique and Its Implication for Current and Future Epidemics. In: Hilgenfeld R., Vasudevan S. (eds) Dengue and Zika: Control and Antiviral Treatment Strategies. *Advances in Experimental Medicine and Biology*, 2018(1062).

Ingelbeen B, Weregemere NA, Noel H, Tshapenda GP, Mossoko M, Nsio J, Ronsse A, Ahuka-Mundeke S, Cohuet S, Kebela BI. 2018. Urban yellow fever outbreak-Democratic Republic of the Congo, 2016: Towards more rapid case detection. *PLOS Neglected Tropical Diseases,* 12(12):e0007029.

Johnson BJ, Ritchie SA, Fonseca DM. 2017. The State of the Art of Lethal Oviposition Trap-Based Mass Interventions for Arboviral Control. *Insects,* 8(1):5.

LeBreton M, Umlauf S, Djoko CF, Daszak P, Burke DS, Kwenkam PY, & Wolfe ND. 2006. Rift Valley fever in goats, Cameroon. *Emerging infectious diseases*, *12*(4), 702–703.

Levi JE. 2016. Dengue Virus and Blood Transfusion. *The Journal of Infectious Diseases*, 213(5), 689–690.

Lilay A, Asamene N, Bekele A, Mengesha M, Wendabeku M, Tareke I, Girmay A, Wuletaw Y, Adossa A, Ba Y, Sall A, Jima D, Mengesha D. 2017. Reemergence of yellow fever in Ethiopia after 50 years, 2013: epidemiological and entomological investigations. *BMC Infectious Diseases,* 17(1):343.

Mancini MV, Herd CS, Ant TH, Murdochy SM, Sinkins SP. 2020. Wolbachia strain wAu efficiently blocks arbovirus transmission in Aedes albopictus. *PLOS Neglected Tropical Diseases,* 14(3):e0007926.

Morvan J, Fontenille D, Digoutte JP, Coulanges P. 1990. The Wesselsbron virus, a new arbovirus for Madagascar. *Archives de l'Institut Pasteur de Madagascar*, 57(1):183-92.

Mulwa F, Lutomiah J, Chepkorir E, Okello S, Eyase F, Tigoi C, Kahato M, Sang R. 2018.Vector competence of Aedes bromeliae and Aedes vitattus mosquito populations from Kenya for chikungunya virus. *PLOS Neglected Tropical Diseases*, 12(10):e0006746.

Musa AA, Muturi MW, Musyoki AM, Ouso DO, Oundo JW, Makhulu EE, Wambua L, Villinger J, Jeneby MM. 2020. Arboviruses and Blood Meal Sources in Zoophilic Mosquitoes at Human-Wildlife Interfaces in Kenya. *Vector-Borne and Zoonotic Diseases*, 20(6):444-453.

Nakouné E, Kamgang B, Berthet N, Manirakiza A, & Kazanji M. 2016. Rift Valley Fever Virus Circulating among Ruminants, Mosquitoes and Humans in the Central African Republic. *PLoS neglected tropical diseases*, *10*(10), e0005082.

Nanfack Minkeu F, Vernick KD. 2018. A Systematic Review of the Natural Virome of Anopheles Mosquitoes. *Viruses*, 10(5):222.

Nemg Simo FB, Sado Yousseu FB, Evouna Mbarga A, Bigna JJ, Melong A, Ntoude A, Kamgang B, Bouyne R, Moundipa Fewou P, Demanou M. 2019. Investigation of an Outbreak of Dengue Virus Serotype 1 in a Rural Area of Kribi, South Cameroon: A Cross-Sectional Study. *Intervirology*, 61(6):265-271.

Ngoagouni C, Kamgang B, Brengues C, Yahouedo G, Paupy C, Nakoune E, Kazanji M, Chandre F. 2016. Susceptibility profile and metabolic mechanisms involved in *Aedes aegypti* and *Aedes albopictus* resistant to DDT and deltamethrin in the Central African Republic. *Parasites and Vectors*, 9(1):599.

Oehler E, Watrin L, Larre P, Leparc-Goffart I, Lastere S, Valour F, Baudouin L, Mallet H, Musso D, Ghawche F. 2013. Zika virus infection complicated by Guillain-Barre syndrome-case report, French Polynesia. *Eurosurveillance* 19(9). pii : 20720.

Organisation mondiale de la Santé. 2016. Rapport de situation, fièvre jaune, 15 juillet 2016. https://apps.who.int/iris/bitstream/handle/10665/246293/yellowfeversitrep-15Jul2016 fre.pdf ? sequence=1. Consulté le 6 avril 2021 à Wooster, Ohio, USA.

Organisation mondiale de la Santé. 2018. Stratégie mondiale pour l'élimination des épidémies de fièvre jaune (EYE) 2017–2026 [A global strategy to eliminate yellow fever epidemics 2017–2026]. Genève : Organisation mondiale de la Santé, CC BY-NC-SA 3.0 IGO.

Organisation mondiale de la Santé. 2020. Dengue and severe dengue. https://www.who.int/news-room/fact-sheets/detail/dengue-and-severe-dengue. Consulté le 28 décembre 2020 à Wooster, Ohio, USA.

Paupy C, Ollomo B, Kamgang B, Moutailler S, Rousset D, Demanou M, Hervé JP, Leroy E, Simard F. 2010. Comparative role of Aedes albopictus and Aedes aegypti in the emergence of Dengue and Chikungunya in central Africa. *Vector Borne Zoonotic Disease*, 10(3):259-66.

Prisant N, Breurec S, Moriniere C, Bujan L, Joguet G. 2017. Zika Virus Genital Tract Shedding in Infected Women of Childbearing age. *Clinical Infectious Diseases*. 64 (1), 107–109.

Poueme R, Stoek F, Nloga N, Awah-Ndukum J, Rissmann M, Schulz A, Wade A, Kouamo J, Moctar M, Eisenbarth A, God-Yang L, Dickmu S, Eiden M, & Groschup MH. 2019. Seroprevalence and Associated Risk Factors of Rift Valley Fever in Domestic Small Ruminants in the North Region of Cameroon. *Veterinary medicine international*, *2019*, 8149897.

Renault P, Solet JL, Sissoko D, Balleydier E, Larrieu S, Filleul L, Lassalle C, Thiria J, Rachou E, de Valk H, Ilef D, Ledrans M, Quatresous I, Quenel P, Pierre V. 2007. À major epidemic of chikungunya virus infection on Reunion Island, France, 2005-2006. *American Journal* of *Tropical Medicine* and *Hygiene*, 77(4):727-31.

Ricas Rezende H, Malta Romano C, Morales Claro I, Santos Caleiro G, Cerdeira Sabino E, Felix AC, Bissoli J, Hill S, Rodrigues Faria N, Cardoso da Silva TC, Brioschi Santos AP, Cerutti Junior C, Vicente CR. 2020. First report of Aedes albopictus infected by Dengue and Zika virus in a rural outbreak in Brazil. *PLoS One*, 15(3):e0229847.

Robinson JL. 2017. Le virus Zika : ce qu'un médecin qui s'occupe d'enfants au Canada doit savoir. *Paediatrics & Child Health*, 22(1), 52–55.

Salaün JJ, Rickenbach A, Brès P, Brottes H, Germain M, Eouzan JP, Ferrara L. 1969. Les arbovirus isolés à partir de moustiques au Cameroun [Arboviruses isolated from mosquitoes in Cameroon]. *Bulletin of the World Health Organization*, 41(2):233-41.

Song R, Guan S, Lee SS, Chen Z, Chen C, Han L, Xu Y, Li A, Zeng H, Ye H, Zhang F. 2018. Late or Lack of Vaccination Linked to Importation of Yellow Fever from Angola to China. *Emerging infectious diseases, 24*(7), 1383–1386.

Sow A, Faye O, Diallo M, Diallo D, Chen R, Faye O, Diagne CT, Guerbois M, Weidmann M, Ndiaye Y, Senghor CS, Faye A, Diop OM, Sadio B, Ndiaye O, Watts D, Hanley KA, Dia AT, Malvy D, Weaver SC, Sall AA. 2017. Chikungunya Outbreak in Kedougou, Southeastern Senegal in 2009-2010. *Open Forum Infectious Diseases*, 5(1):ofx259.

Tarnagda Z, Cissé A, Bicaba BW, Diagbouga S, Sagna T, Ilboudo AK, Tialla D, Lingani M, Sondo KA, Yougbaré I, Yaméogo I, Sow HE, Sakandé J, Sangaré L, Greco R, Muscatello DJ. 2018. Dengue Fever in Burkina Faso, 2016. *Emerging Infectious Diseases*, 24(1):170-172.

Tedjou AN, Kamgang B, Yougang AP, Njiokou F, Wondji CS. 2019. Update on the geographical distribution and prevalence of Aedes aegypti and Aedes albopictus (Diptera: Culicidae), two major arbovirus vectors in Cameroon. *PLOS Neglected Tropical Diseases*, 13(3):e0007137.

Theiler M, & Smith HH. 1937. The use of yellow fever virus modified by in vitro cultivation for human immunization. *The Journal of experimental medicine*, *65*(6), 787–800.

Tsai TF, Lazuick JS, Ngah RW, Mafiamba PC, Quincke G, Monath TP. 1987. Investigation of a possible yellow fever epidemic and serosurvey for flavivirus infections in northern Cameroon, 1984. *Bulletin* of the *World Health Organization*, 65(6):855-60.

Van den Hurk AF, Hall-Mendelin S, Pyke AT, Frentiu FD, McElroy K, Day A, Higgs S, O'Neill SL. 2012. Impact of Wolbachia on infection with chikungunya and yellow fever viruses in the mosquito vector Aedes aegypti. *PLOS Neglected Tropical Diseases*, 6(11):e1892.

Vazeille M, Dehecq JS, Failloux AB. 2018. Vectorial status of the Asian tiger mosquito Aedes albopictus of La Réunion Island for Zika virus. Medical and *Veterinary Entomology,* 32(2):251-254.

Vicens R, Robert V, Pignon D, Zeller H, Ghipponi PM, Digoutte JP. 1993. [Yellow fever epidemic in the extreme North of Cameroon in 1990: first yellow fever virus isolation in Cameroon]. *Bulletin* of the *World Health Organization*, 71(2):173-6.

Von Lindern JJ, Aroner S, Barrett ND, Wicker JA, Davis CT, Barrett AD. 2006. Genome analysis and phylogenetic relationships between east, central and west African isolates of Yellow fever virus. *Journal of General Virology*, 87(Pt 4):895-907.

Walker T, Johnson PH, Moreira LA, Iturbe-Ormaetxe I, Frentiu FD, McMeniman CJ, Leong YS, Dong Y, Axford J, Kriesner P, Lloyd AL, Ritchie SA, O'Neill SL, Hoffmann AA. 2011. The wMel Wolbachia strain blocks dengue and invades caged Aedes aegypti populations. *Nature,* 476(7361):450-3.

Walter KS, Brown JE, & Powell JR. 2014. Microhabitat partitioning of Aedes simpsoni (Diptera: Culicidae). *Journal of medical entomology*, *51*(3), 596–604.

Wilder-Smith A, Rupal P. 2019. Estimating the dengue burden in India. *The lancet*, 7(8), Pe988-e989.

Wiysonge CS, Nomo E, Mawo J, Ofal J, Mimbouga J, Ticha J, & Ndumbe PM. 2008. Yellow fever control in Cameroon: where are we now and where are we going?. *BMC medicine*, *6*, 3.

Yousseu FBS, Nemg FBS, Ngouanet SA, Mekanda FMO, Demanou M. 2018. Detection and serotyping of dengue viruses in febrile patients consulting at the New-Bell District Hospital in Douala, Cameroon. *PLoS One*, 13(10):e0204143.

Zhao S, Stone L, Gao D, He D. 2018. Modelling the large-scale yellow fever outbreak in Luanda, Angola, and the impact of vaccination. *PLoS Neglected Tropical Diseases*, 12(1): e0006158.

Chapitre 5 :

Relation énigmatique entre *les Culex*, les filarioses et les arboviroses au Cameroun

Ferdinand NANFACK-MINKEU

Introduction

Dans tous les continents, les moustiques du genre *Culex* sont impliqués dans la transmission du paludisme aviaire. Bien que le paludisme aviaire présente un gain d'intérêt, principalement en écologie évolutive (Évolution, réservoir, biodiversité et autres), et malgré l'aspect généraliste de certains parasites du paludisme aviaire, il demeure très peu investigué. Néanmoins, cet aspect ne sera pas abordé dans ce chapitre à cause de l'objectif général de l'ouvrage qui est essentiellement axé sur les maladies humaines. Nous relaterons principalement les interactions entre les *Culex,* les filarioses et les arboviroses humaines. Outre les maladies aviaires, les *Culex* sont également des vecteurs majeurs de certains arbovirus dans au moins deux continents, dont américain et asiatique (Chap. 1). En effet, ils sont des vecteurs primaires du virus du Nil occidental dont les épidémies sont fréquentes aux Amériques. En Asie, ces moustiques sont des vecteurs majeurs du virus de l'encéphalite japonaise. Par contre, en Afrique, le rôle pathologique majeur des *Culex* n'est pas clair et ils sont indexés dans la transmission des filarioses et des arboviroses, avec des différences épidémiologiques en fonction des régions et localités. Ce chapitre fera la part belle aux potentiels rôles des *Culex* en Afrique Centrale et au Cameroun en particulier. Il s'agira essentiellement des filarioses et de quelques arboviroses. Ces dernières sont également discutées aux chapitres 3 et 4 de ce livre.

5.1 Généralités sur les filarioses

Lors de son implémentation en 2010, le plan stratégique de l'Organisation Mondiale de la Santé (OMS) pour l'élimination de la filariose lymphatique (GPELF) avait pour but d'éliminer cette maladie en tant que problème de santé publique d'ici 2020. Ce plan était axé sur deux principaux piliers : i) interrompre la transmission grâce à un traitement médicamenteux de masse et ii) prendre en charge les morbidités et prévenir les handicaps (OMS, 2010). Au terme de cette décennie, la filariose demeure un véritable problème de santé humaine dans la plupart des pays africains avec la découverte de nouveaux foyers dans les pays endémiques. De nouvelles stratégies sont requises pour renforcer les programmes de lutte dans les régions endémiques et accentuer les efforts initiés depuis 2010. L'élimination des filarioses deviendra possible lorsque la transmission sera interrompue entre les trois composantes réservoirs : environnement, insectes aquatiques et l'Homme.

Le genre *Culex* est impliqué dans la transmission des parasites *Wuchereria bancrofti* Cobbold, principal agent causal de la filariose lymphatique (FL) en Afrique. Des analyses sérologiques et moléculaires ont montré une faible prévalence de ces parasites chez les *Cule*x spp., (Kouassi *et al.,* 2015). La FL est l'une des maladies tropicales négligées, les plus anciennes et les plus débilitantes. Il s'agit d'une affection cosmotropicale présente dans presque toutes les régions africaines.

La filariose lymphatique (FL) est incluse dans le groupe des filarioses qui sont des maladies dues aux vers ronds ou filaires. Ces dernières possèdent un stade larvaire ou microfilaire et un stade adulte ou macrofilaire. Ces stades peuvent vivre dans le système lymphatique et/ou sous-cutané. Les filarioses cutanéo-muqueuses incluent l'onchocercose, la loase et la dracunculose.

La cécité des rivières ou onchocercose est due à *Onchocerca volvulus* et les vecteurs sont des mouches noires ou simulies (*Simulium damnosum*). Cette filariose est majoritairement présente en Afrique où 90 % des onchocerquiens mondiaux y vivent. Les stades infectieux L3 des vers filaires sont transmis aux humains par les simulies. Ces vers se multiplient chez l'hôte humain et après accouplement d'un ver femelle et mâle. Le ver femelle produit des microfilaires qui migrent dans la peau, entrainant des lésions sous-cutanées et des démangeaisons. Ces microfilaires peuvent également migrer dans les yeux causant des inflammations oculaires, une atrophie du nerf optique et la perte de vue. La prise de l'ivermectine permet de diminuer l'incidence et de prévenir les complications oculaires associées à cette maladie. L'extrême Nord du Cameroun est considéré comme hypo-endémique à la cécité de rivière. À l'ouest, les indices microfilariens ont atteint 70 % dans certaines localités et les prévalences des onchocercoses et de microfilaire à Lao Lao sont assez variables (Kamgno *et al.*, 1997). Les études récentes à l'Ouest montrent que malgré la distribution massive d'ivermectine depuis plus de 15 ans (1996-2011), il y a une persistance de l'onchocercose. En effet, le programme de distribution massive d'ivermectine a débuté en 1996. Puis, en 2011, une évaluation a révélé un taux de microfilaire de 59 % chez les personnes infectées à Massangam (Noun) et un taux d'infectivité de 0,18 % chez les simulies (Bakajika *et al.,* 2018). Des enquêtes entomologiques, immunologiques et parasitologiques ont de nouveau été menées en 2015 et 2016 pour comprendre cette persistance et les conclusions ont révélé une densité élevée des simulies dans les communautés (Bakajika *et al.,* 2018).

La loase est due à la filaire Lao Lao. Cette parasitose est exclusivement présente en Afrique et ses vecteurs sont des mouches (taons) du genre *Chrysops* dont les espèces majeures sont *Chrysops silacea* et *C. dimidiata.* Ces derniers transmettent aux humains des stades larvaires infectants L3. *C. silacea* est l'espèce majeure au Sud Cameroun et les taux d'infection aux parasites sont inférieurs à 4 % (Kouam *et al.,* 2013). Au Cameroun, l'ivermectine et l'albendazole sont utilisés dans le traitement de la Lao Lao, mais des effets secondaires ont parfois été observés chez les patients co-infectés avec l'onchocercose et présentant des parasitémies supérieures à 300 000 microfilaires par millilitre de sang. Cependant, les interactions entre ces infections restent peu investiguées.

Dracunculus medinensis est l'agent responsable de la dracunculose ou ver de guinée qui est une nématose dont les hôtes principaux sont des crustacées du genre *Cyclops,* contenus dans des rivières, des lacs et des puits. Les eaux contaminées par ces crustacées libèrent les larves de vers dans l'organisme humain sous l'action des potentiels hydrogènes (pH) extrêmes. Le ver femelle devient fécondé après accouplement avec un ver mâle, puis le mâle meurt et la femelle continue sa croissance et migre au niveau des articulations et/ou des pieds où elle libère des milliers de larves. Le cycle recommencera lorsque ces larves seront absorbées par des crustacées, atteindront le stade infectieux L3 et seront transmises à l'humain.

5.2 La filariose lymphatique au Cameroun

Le cycle biologique de la LF est semblable aux cycles des autres filarioses avec dans ce cas-ci, des moustiques transmettant des stades larvaires infectants L3 aux humains. Ces derniers peuvent héberger les parasites pendant plusieurs dizaines d'années sans prise de médicaments. Ainsi, la manifestation de la maladie peut se faire pendant la vieillesse, entrainant des handicaps tels que l'éléphantiasis, l'hydrocèle, la varicocèle lymphatique et autres manifestations cliniques graves. En plus de ces cas graves qui sont chroniques, il existe des manifestations aiguës telles que les œdèmes inflammatoires, des fièvres et des arthralgies. Le diagnostic peut être biologique (microscopie), sérologique (recherche d'antigène) et moléculaire (recherche des séquences ciblées). Au Cameroun, la FL est endémique du Nord au Sud, de l'Est à l'Ouest et les prévalences d'antigène à *W. bancrofti* sont inférieures à 8 % avec une différence statiquement significative entre les hommes et les femmes. Les régions du Cameroun les plus affectées par ce parasite sont le Centre et l'Est avec respectivement des densités de microfilaire de 3,9 microfilaires/millilitre (mf/mL) et de 3,8 mf/mL. Les prévalences des cas d'éléphantiasis et de l'hydrocèle sont inférieures à 1 % et les personnes présentant ces handicaps viennent majoritairement du Littoral et du Nord-Ouest (Nana-Djeunga *et al.,* 2015). Malgré cet aperçu des foyers épidémiologiques de la LF au Cameroun, les moustiques à l'origine de ces infections sont inconnus bien que de potentiels vecteurs y soient recensés.

Ainsi et sans être exhaustif, les espèces de *Culex* décrites en Afrique et au Cameroun sont : *Culex quinquefasciatus* Say, *Cx. pipiens* Linneaus, *Cx. antennatus* Becker, *Cx. duttoni* Theobald, *Cx. tenagius* van Someren., *Cx. perexiguus* Theobald, *Cx. perfuscus* Edwards, *Cx. tigripes*

De Grandpre & De Charmoy, *Cx. annulioris* Theobald, *Cx. poicilipes* Theobald, *Cx. univittatus* Theobald, *Cx. neavei* Theobald (Nchoutpouen *et al.,* 2019 ; Hanafi *et al.,* 2011; Musa *et al.,* 2020). Au Cameroun, le complexe *Cx. pipiens* représenté généralement par *Cx. quinquefasciatus* est l'une des espèces majeures de *Culex* spp. Ce complexe est très fréquent dans les milieux urbains où il prolifère dans les eaux polluées des ménages et des eaux municipales. Il est également retrouvé dans les eaux stagnantes ou temporaires retrouvées dans les ustensiles/pneus abandonnés, des fosses humides, des empreintes de pas et des puits (Nchoutpouen *et al.,* 2019). Ces derniers auteurs ont eu un taux d'infection nul à *W. bancrofti* à Yaoundé après avoir analysé 6175 *Culex* par pool de 25. En outre, ils ont décelé des résistances à la perméthrine, la deltaméthrine et au dichlorodiphényltrichloroéthane (DDT) dans ce complexe. Les deux premiers insecticides appartiennent à la classe des pyréthrinoïdes et sont largement utilisés dans les outils d'intervention contre les moustiques tels que les moustiquaires imprégnées d'insecticide. La fréquence des allèles de résistance pour les mutations de type *knock-down* (kdr) a été de 51 % dans la population des *Culex*.

Une attention accrue devrait être portée aux *Culex* spp., qui sont les moustiques les plus abondants au Cameroun. Des enquêtes entomologiques utilisant des pièges et des appâts humains ont révélé que plus de 60 % de la faune culicidienne étaient des *Culex spp*., (Bigoga *et al.,* 2012 ; Mayi *et al.,* 2019 ; Nchoutpouen *et al.,* 2019). Ces moustiques sont zoophiles, anthropophiles et ornithrophiles. D'où une forte capacité à transmettre des pathogènes variés. Ils colonisent des biotopes divers avec quelques différences de densité. Par exemple, la densité des *Culex* spp., au Sud-Cameroun a été plus élevée en forêts exploitées en comparaison aux forêts non-exploitées où il y a moins de lumière, d'aération et de chaleur requises pour le développement des différents stades aquatiques. De plus, les forêts exploitées ont des gîtes larvaires temporaires comme les ornières des engins utilisés pour couper ou transporter le bois (Mayi *et al.,* 2019). Les foyers de filarioses lymphatiques au Cameroun sont plus ou moins connus, d'où la nécessité de bien les caractériser et d'initier des études entomologiques pour mieux élucider le rôle des *Culex* et autres moustiques dans la transmission. En Tanzanie, les *Anopheles funestus* sont porteurs de *W. bancrofti* et les taux d'infections varient entre 14 % et 0,5 % en fonction des années (Derua *et al.,* 2015). Cette grande variation entre les années pourrait indiquer l'implication des facteurs méconnus dans la transmission de cette maladie dont les vecteurs varient d'une zone à une autre. Au Ghana, des *Anopheles* collectés par pièges et appâts humains, seuls huit *An. melas* ont été positifs à ce parasite (Pi-Bansa *et al.,* 2019). De ces huit moustiques, deux avaient des stades infectieux L3 du parasite après dissection. Les investigations sur les vecteurs de la FL ne devraient donc pas se limiter aux *Culex* spp. ; elles devraient également caractériser toute la faune culicidienne dans les régions endémiques afin de détecter les potentiels vecteurs secondaires et de prévenir les potentielles épidémies.

5.3 Autres rôles pathologiques des *Culex*

Le rôle des moustiques *Culex* dans la transmission de la FL est bien établi dans certains pays africains. Par contre, son implication dans la transmission des arbovirus reste énigmatique et nécessite d'être clarifiée afin d'éviter des épidémies d'arbovirose en Afrique en général et au Cameroun en particulier. En effet, les *Culex* spp., sont des vecteurs majeurs d'arbovirus sur d'autres continents, y compris des arbovirus originaires d'Afrique tels que les virus Sindbis, du Nil Occidental (VNO), de la fièvre de la vallée du Rift (Linthicum *et al.,* 1985). Les raisons pouvant expliquer ce puzzle sont multiples et liées aux souches virales, aux espèces de moustiques et aux personnes infectées. Les infections aux arbovirus sont généralement asymptomatiques, permettant aux porteurs de les propager insidieusement. Toutefois, elles peuvent être mortelles chez des individus ayant un système immunitaire compromis tels les malades du virus de l'immunodéficience humaine ou des cancers, les personnes âgées, les femmes enceintes et les enfants.

Tous les moustiques ne sont pas compétents aux arbovirus et tous n'ont pas la même capacité à transmettre. Aux États-Unis, les espèces majeures du VNO sont *Culex tarsalis*, *Cx. pipiens* (Dunphy *et al.,* 2019). Le VNO est maintenu chez *Culex* par des transmissions verticales (transmission d'un parent à un descendant). Les animaux domestiques et les oiseaux sont des hôtes d'amplification et aident dans la dissémination de cette arbovirose au sein des populations humaines. Les risques de réémergence de ce virus sont élevés en Afrique Centrale puisque des études sérologiques ont révélé des prévalences respectives de 66 %, 27 % et 6,6 % en République Démocratique du Congo (RDC), au Gabon et au Cameroun (Nur *et al.*, 1999 ; Kuniholm *et al.,* 2006 ; Pourrut *et al.,* 2010). En RDC, les patients présentaient des céphalées, d'arthralgies, des maux de dos, des douleurs abdominales et de la toux. Les formes graves du VNO entrainent des problèmes neurologiques tels que l'inconscience, les convulsions et le coma (Nur *et al.,* 1999). Au Maroc, un pool sur 146 testés de *Cx. pipiens* a été positif au VNO et la prévalence chez les chevaux a été de 33,7 % (Assaid *et al.,* 2020). Le VNO est souvent sous-estimé à cause de la rareté des tests de dépistage et la prévalence élevée des porteurs asymptomatiques. Le VNO est un flavivirus de la famille des *Flaviviridae*, caractérisé par des ARNs simples brins à polarité positive dont les virions sont enveloppés. Leur génome est linéaire avec une taille moyenne entre 10 et 11 kilobases. La traduction produit une polyprotéine qui est clivée en 10 protéines dont sept non structurales (NS1, NS2A, NS2B, NS3, NS4A, NS4B, et NS5) et trois structurales (C, prM, E).

Les moustiques *Culex* peuvent également transmettre le virus Sindbis qui est un *Alphavirus* de la famille des *Togaviridae.* Au Kenya, des moustiques mâles de *Cx. pipiens* ont été positifs aux virus Sindbis (Musa *et al.,* 2020) ; étant donné que les mâles ne sont pas anthropophiles, cette infection viendrait d'une transmission verticale ou vénérienne. Ce virus touche majoritairement les hommes en Afrique du Sud et les prévalences sont assez variables avec un pic entre mars et avril qui correspond à la période de forte densité des *Culex* spp*.,* (Storm *et al.,* 2014). Une épidémie du virus Sindbis a touché la Suède en 2013 et malgré la guérison, 39 % des patients ont continué à présenter des douleurs musculaires pendant plus de huit mois post-infection (Gylfe *et al.,* 2018). Ce résultat montre que les arbovirus peuvent entraîner des séquelles chroniques, d'où la nécessité d'une surveillance active. Les autres symptômes de cet arbovirus sont : les éruptions cutanées, de l'arthrite et de la fièvre.

Le virus de l'encéphalite japonaise (VEJ) est un autre arbovirus associé aux moustiques *Culex*. En effet, il est principalement transmis par ces moustiques en Asie. Les épidémies de cet arbovirus en Afrique n'ont pas encore été signalées, mais ce virus a été récemment signalé en Angola. En effet, il a été détecté pour la première fois en Afrique en 2016, chez un patient angolais de 19 ans n'ayant pas voyagé à l'étranger et souffrant de la jaunisse, de la fièvre et des maux de tête. Les analyses sérologiques et moléculaires de son sang ont également montré la présence de la fièvre jaune confirmant l'épidémie de fièvre jaune. L'extraction d'acide ribonucléique (ARN), suivie d'un séquençage à haut débit et d'un assemblage de novo a révélé la présence du virus de l'encéphalite japonaise (Simon-loriere *et al*., 2017). Le VEJ est un *Flavivirus* dont la première détection en Afrique souligne la nécessité de surveiller toutes les arboviroses en Afrique et au Cameroun en particulier. Le VEJ est l'un des rares arbovirus à entrainer la mort des humains et des animaux. On dénombre annuellement dans le monde environ 68 000 personnes touchées par ce flavivirus et la mortalité moyenne est estimée à 15 000 cas par an (Xiong *et al.,* 2019). En Asie, les principaux symptômes sont : une forte fièvre (supérieure à 39 °C), une thrombopénie (Taux de plaquette inférieur à 100x 10^9/l) et des convulsions. Lors des cas graves, des difficultés respiratoires et le coma peuvent être enregistrés. Cet arbovirus entraine également des handicaps durables chez les vieilles personnes en comparaison aux jeunes et les taux de mortalité chez ces personnes âgées peuvent dépasser 40 % (Xiong *et al.,* 2019). Fort heureusement, il existe un vaccin contre le VEJ dont la prise permet de réduire la transmission.

Le virus Usutu appartient à la même famille et proche sérologiquement du VEJ. Il a été isolé au Swaziland (Eswatini) en 1959 à partir de *Cx neavei* Theobald et des études de compétence vectorielle ont confirmé que des *Culex* spp., pouvaient transmettre cet arbovirus. Les taux d'infection ont été variables et le virus Usutu a été détecté dans la salive, les ailes et les pattes de son vecteur majeur, *Culex spp.,* (Nikolay *et al.,* 2012). Ce virus infecte également les chauves-souris, les rongeurs et les oiseaux. Un homme de 39 ans en France et sans historique récent de voyage dans un pays endémique ou à risque a été infecté au virus Usutu et l'un des symptômes était la paralysie faciale périphérique avec chute de la paupière supérieure (Simonin *et al*., 2018). Ce dernier exemple illustre l'expatriation de ce virus en Europe. Par conséquent, des pays comme le Cameroun où il n'a jamais été signalé ne sont pas à l'abri d'une épidémie de ce virus.

Le virus de l'encéphalite de Saint Louis est un autre flavivirus proche du VEJ et dont les *Culex* spp sont également des principaux vecteurs en Amérique. Les personnes infectées à ce virus sont généralement asymptomatiques, mais des patients peuvent mourir en fonction de l'âge, l'état physiologique et autres facteurs. En 2016, ce virus a tué un Californien (USA) de 68 ans présentant des difficultés à respirer. Les autres signes de cette maladie sont la fièvre, de la léthargie, des convulsions et les potentielles complications sont une accélération du rythme cardiaque, de l'hémorragie gastro-intestinale, l'embolie pulmonaire et la broncho-pneumonie (Chiu *et al.,* 2017).

Les *Culex* sont associés à plusieurs autres arboviroses que nous n'aborderons pas dans le cadre de ce chapitre pour plusieurs raisons, dont la fréquence de ces arboviroses, leur mortalité, et l'absence en Afrique. Certains *Culex* spp., ont une préférence pour les oiseaux (ornithrophiles) à qui, ils transmettent le paludisme et plusieurs arbovirus. Ces moustiques utiliseraient les oiseaux comme des hôtes d'amplification (réservoirs) pour une meilleure transmission des pathogènes. Le paludisme aviaire retient peu d'attention dans les pays sous-développés comme le Cameroun par manque de moyens. Cette parasitose est due au protozoaire du genre *Plasmodium* dont plus de 50 espèces sont décrites en fonction des zones et des espèces d'oiseaux. Elle entraine le déclin de plusieurs espèces d'oiseaux sur plusieurs continents (Carlson *et al.,* 2015). Il peut sembler absurde de s'intéresser à la mort des oiseaux lorsqu'on n'arrive pas à sauver les humains au Cameroun. Cette absurdité n'en est pas puisqu'il est important de préserver la biodiversité. De plus, une meilleure compréhension des parasites aviaires pourrait aider à mieux combattre le paludisme humain.

5.4 Prévention et traitement des maladies transmises par les *Culex*

Les filarioses, les arboviroses, le paludisme aviaire, transmis par les *Culex* peuvent être prévenus par l'utilisation des règles d'hygiène sanitaire qui implique des habitations propres et l'élimination de toute eau stagnante autour des ménages. Classifiées parmi les maladies tropicales négligées (MTNs), les filarioses sont rarement mortelles surtout si les prises répétées des médicaments tels que l'ivermectine, le diéthylcarbamazine et l'albendazole sont respectées. Ainsi, les campagnes de distribution en masse de ces médicaments sont fréquemment organisées dans les pays endémiques. Ces trois médicaments sont efficaces en monothérapie ou en bithérapie contre les microfilaires et en trithérapie, ils pourraient agir sur les macro-filaires ou filaires adultes dont les traitements efficaces sont presque inexistants. Un vaccin serait probablement le meilleur outil pour lutter contre les filarioses. D'où le besoin d'accélérer les recherches afin d'en trouver le plus rapidement possible.

Une bonne caractérisation des gîtes larvaires peut permettre une utilisation des agents larvicides aux larves de *Culex* spp. Parmi ces agents, on retrouve les bactéries *Bacillus thuringiensis* SV2 et *Serratia nematodiphila SV6* qui ont des effets larvicides sur les moustiques (Patil *et al.*, 2012).

Les moustiquaires imprégnées d'insecticide (MIIs) peuvent être utilisées contre la LF et les arboviroses dont les vecteurs sont des moustiques qui piquent généralement la nuit. Par contre, les MIIs sont moins efficaces contre des vecteurs diurnes (piquent en journée). Il convient donc d'utiliser d'autres moyens comme les aspersions intra-domiciliaires et les larvicides contre ces insectes diurnes. Au Cameroun, en plus des MIIs, il existe une forte utilisation des pulvérisations d'insecticide et l'utilisation empirique des plantes comme la citronnelle (*Cymbopogon citratus*), le sapin ou *Cupressus* pour éloigner les moustiques des habitations humaines.

Conclusion

L'implication des moustiques *Culex* spp dans la transmission des arboviroses et de la LF reste à établir au Cameroun. La circulation et l'endémicité des *W. bancrofti* au Cameroun sont des motivations à toutes études allant dans ce sens. La découverte du virus de l'encéphalite japonaise dans un pays africain justifie également la nécessité de continuer à veiller sur le rôle des *Culex* dans la transmission des arbovirus. La présence de ressortissants asiatiques ayant considérablement augmenté en Afrique ces dernières décennies pourrait contribuer à la propagation de pathogènes jusqu'ici, confinés à certains continents via la présence des vecteurs adéquats. De plus, de nouveaux axes de recherche fondés sur l'implication des *Culex* spp. dans la transmission des infections aviaires doivent aussi être envisagés dans une stratégie d'une santé « One Health » afin d'anticiper et de gérer l'émergence et la réémergence des pathogènes.

La résistance aux insecticides des moustiques vecteurs suggère la recherche des méthodes alternatives telles que l'utilisation des bactéries larvicides, des insecticides biologiques et autres outils efficaces. La mise en place de nouvelles classes d'insecticide et des rotations permettent également de baisser la pression de sélection.

Références

Assaid N, Mousson L, Moutailler S, Arich S, Akarid K, Monier M, Beck C, Lecollinet S, Failloux AB, Sarih M. 2020. Evidence of circulation of West Nile virus in Culex pipiens mosquitoes and horses in Morocco. *Acta Tropica*, 205:105414.

Bakajika D, Senyonjo L, Enyong P, Oye J, Biholong B, Elhassan E, Boakye D, Dixon R, Schmidt E. 2018. On-going transmission of human onchocerciasis in the Massangam health district in the West Region of Cameroon: Better understanding transmission dynamics to inform changes in programmatic interventions. *PLoS Neglected Tropical Dis*eases, 12(11):e0006904.

Carlson JS, Walther E, Trout Fryxell R, Staley S, Tell LA, Sehgal RN, Barker CM, Cornel AJ. 2015. Identifying avian malaria vectors: sampling methods influence outcomes. *Parasites & Vectors*, 8:365.

Chiu CY, Coffey LL, Murkey J, Symmes K, Sample HA, Wilson MR, Naccache SN, Arevalo S, Somasekar S, Federman S, Stryke D, Vespa P, Schiller G, Messenger S, Humphries R, Miller S, Klausner JD. 2017. Diagnosis of Fatal Human Case of St. Louis Encephalitis Virus Infection by Metagenomic Sequencing, California, 2016. *Emerging Infectious Diseases*, 23(10):1964-1968.

Derua YA, Alifrangis M, Magesa SM, Kisinza WN, Simonsen PE. 2015. Sibling species of the Anopheles funestus group, and their infection with malaria and lymphatic filarial parasites, in archived and newly collected specimens from northeastern Tanzania. *Malaria Journal*, 14:104.

Dunphy BM, Kovach KB, Gehrke EJ, Field EN, Rowley WA, Bartholomay LC, Smith RC. 2019. Long-term surveillance defines spatial and temporal patterns implicating Culex tarsalis as the primary vector of West Nile virus. *Scientific Report*, 9(1):6637.

Gylfe Å, Ribers Å, Forsman O, Bucht G, Alenius GM, Wållberg-Jonsson S, Ahlm C, Evander M. 2018. Mosquitoborne Sindbis Virus Infection and Long-Term Illness. *Emerging Infectious Diseases* ,24(6):1141-1142.

Kamgno J, Bouchité B, Baldet T, Folefack G, Godin C, Boussinesq M. 1997. Contribution à l'étude de la répartition des filarioses humaines dans la Province de l'Ouest du Cameroun. *Bulletin de la Société de pathologie exotique*, 90(5) :327-30.

Kouassi BL, de Souza DK, Goepogui A, Narh CA, King SA, Mamadou BS, Diakité L, Dadzie SK, Boakye DA, Utzinger J, Bockarie MJ, & Koudou BG. 2015. Assessing the presence of Wuchereria bancrofti in vector and human populations from urban communities in Conakry, Guinea. *Parasites & vectors*, *8*, 492.

Kouam MK, Tchatchueng-Mbougua JB, Demanou M, Boussinesq M, Pion SD, Kamgno J. 2013. Impact of repeated ivermectin treatments against onchocerciasis on the transmission of loiasis: an entomologic evaluation in central Cameroon. *Parasites & Vectors*, 6(1): 283. doi: 10.1186/1756-3305-6-283.

Kuniholm MH, Wolfe ND, Huang CY, Mpoudi-Ngole E, Tamoufe U, LeBreton M, Burke DS, Gubler DJ. 2006. Seroprevalence and distribution of Flaviviridae, Togaviridae, and Bunyaviridae arboviral infections in rural Cameroonian adults. *American Journal of Tropical Medicine and Hygiene*, 74(6):1078-83.

Linthicum KJ, Davies FG, Kairo A, & Bailey CL. 1985. Rift Valley fever virus (family Bunyaviridae, genus Phlebovirus). Isolations from Diptera collected during an inter-epizootic period in Kenya. *The Journal of hygiene*, *95*(1), 197–209.

Mayi MPA, Foncha DF, Kowo C, Tchuinkam T, Brisco K, Anong DN, Ravinder S, Cornel AJ. 2019. Impact of deforestation on the abundance, diversity, and richness of Culex mosquitoes in a southwest Cameroon tropical rainforest. *Journal of Vector Ecology,* 44(2):271-281.

Musa AA, Muturi MW, Musyoki AM, Ouso DO, Oundo JW, Makhulu EE, Wambua L, Villinger J, Jeneby MM. 2020. Arboviruses and Blood Meal Sources in Zoophilic Mosquitoes at Human-Wildlife Interfaces in Kenya. *Vector Borne Zoonotic Disease*,10.1089/vbz.2019.2563.

Nana-Djeunga HC, Tchatchueng-Mbougua JB, Bopda J, Mbickmen-Tchana S, Elong-Kana N, Nnomzo'o E, Akame J, Tarini A, Zhang Y, Njiokou F, Kamgno J. 2015. Mapping of Bancroftian Filariasis in Cameroon: Prospects for Elimination. PLoS Neglected Tropical Diseases, 9(9):e0004001.

Nchoutpouen E, Talipouo A, Djiappi-Tchamen B, Djamouko-Djonkam L, Kopya E, Ngadjeu CS, Doumbe-Belisse P, Awono-Ambene P, Kekeunou S, Wondji CS, Antonio-Nkondjio C. 2019. Culex species diversity, susceptibility to insecticides and role as potential vector of Lymphatic filariasis in the city of Yaoundé, Cameroon. *PLoS neglected tropical diseases*, 13(4):e0007229.

Nikolay B, Diallo M, Faye O, Boye CS, Sall AA. 2012. Vector competence of Culex neavei (Diptera: Culicidae) for Usutu virus. *American Journal of Tropical Medicine and Hygiene*, 86(6):993-6.

Nur YA, Groen J, Heuvelmans H, Tuynman W, Copra C, Osterhaus AD. 1999. An outbreak of West Nile fever among migrants in Kisangani, Democratic Republic of

Congo. *American Journal of Tropical Medicine and Hygiene*, 61(6):885-8.

Organisation Mondiale de la Santé (OMS). 2010. Rapport de la situation 2000-2009 et plan stratégique 2010-2020 du programme pour l'élimination de la filariose lymphatique : à mi-parcours vers l'élimination de cette maladie. *Genève, Organisation Mondiale de la Santé*, WHO/HTM/NTD/PCT/2010.6 ; ISBN9789242500721 : 78 p.

Patil CD, Patil SV, Salunke BK, Salunkhe RB. 2012. Insecticidal potency of bacterial species Bacillus thuringiensis SV2 and Serratia nematodiphila SV6 against larvae of mosquito species Aedes aegypti, Anopheles stephensi, and Culex quinquefasciatus. *Parasitology Research*, 110(5):1841-7.

Pi-Bansa S, Osei JHN, Kartey-Attipoe WD, Elhassan E, Agyemang D, Otoo S, Dadzie SK, Appawu MA, Wilson MD, Koudou BG, de Souza DK, Utzinger J, Boakye DA. 2019. Assessing the Presence of *Wuchereria bancrofti* Infections in Vectors Using Xenomonitoring in Lymphatic Filariasis Endemic Districts in Ghana. *Tropical Medecine and Infectious Diseases*, 4(1):49.

Pourrut X, Nkoghé D, Paweska J, Leroy E. 2010. First serological evidence of West Nile virus in human rural populations of Gabon. *Virology Journal,*7:132.

Simonin Y, Sillam O, Carles JM, Gutierrez S, Gil P, Constant O, Martin FM, Grard G, Van de Perre P, Salinas S, Leparc-Goffart I, Foulongne V. 2018. Human Usutu Virus Infection with Atypical Neurologic Presentation, Montpellier, France, 2016. *Emerging Infectious Diseases*, 24 (5).

Simon-Loriere E, Faye O, Prot M, Casademont I, Fall G, Fernandez-Garcia MD, Diagne MM, Kipela JM, Fall IS,

Holmes EC, Sakuntabhai A, Sall AA. 2017. Autochthonous Japanese Encephalitis with Yellow Fever Coinfection in Africa. *New England Journal of Medicine***,** 13;376(15):1483-1485.

Storm N, Weyer J, Markotter W, Kemp A, Leman PA, Dermaux-Msimang V, Nel LH, Paweska JT. 2014. Human cases of Sindbis fever in South Africa, 2006-2010. *Epidemiology & Infection*, 142(2):234-8.

Xiong W, Lu L, Xiao Y, Li J, Zhou D. 2019. Mortality and Disability Due to Japanese Encephalitis in Elderly Adults: Evidence From an Adult Tertiary Care Center in West China. *Frontier in Neurology*, 10:918.

Partie 4 :

Quel avenir pour la lutte antivectorielle au Cameroun ?

Chapitre 6 :

Potentiel des virus spécifiques d'insectes contre les maladies vectorielles

Ferdinand NANFACK-MINKEU

Introduction

Les insectes représentent l'un des groupes d'invertébrés les plus diversifiés et les plus nombreux de la planète Terre. La consommation de certains insectes est très répandue dans les sociétés africaines et asiatiques. D'autres insectes sont vecteurs de maladies des plantes, des animaux et des Hommes. Ces insectes sans distinction de groupe ont des viromes méconnus. Ainsi, certains insectes dont les *Anopheles*, les *Aedes* et les *Culex*, sont vecteurs d'arbovirus qui se répliquent chez les hôtes invertébrés et vertébrés, entrainant des maladies chez ces derniers. La fièvre jaune, la dengue, le Zika, l'encéphalite japonaise sont quelques exemples d'arboviroses (Tran & Chastel, 2008 ; Ho *et al.*, 2017). Une épidémie de fièvre jaune en Angola et au Congo entre 2015 et 2016 a tué plus de 300 personnes et environ 7000 ont été infectées (Kramer *et al.*, 2017).

D'autres insectes tels que les psylles, les pucerons, les cicadelles sont des vecteurs des maladies de plantes entrainant de grandes pertes économiques. Le puceron du soja a atteint 80 % d'infestation aux États-Unis entre 2003 et 2004, causant des réductions de rendement (Ragsdale *et al.*, 2007).

Les insecticides sont principalement utilisés en lutte chimique contre les insectes nuisibles, mais ils sont à l'origine de nombreuses contaminations et leurs actions ne sont pas spécifiques. De plus, le manque de vaccin et de traitement contre la plupart des maladies transmises par les insectes a conduit à la recherche des moyens alternatifs au contrôle chimique des vecteurs. De ce fait, le contrôle biologique des insectes vecteurs des maladies humaines ou de plantes est très encouragé. L'endo-symbiote *Wolbachia* spp., a montré des résultats très encourageants chez le moustique *Aedes* où cette bactérie Gram négatif à incompatibilité cytoplasmique réduit la transmission de la dengue (Moreira *et al.,* 2009 ; Walker *et al.,* 2011). Ces résultats avec *Wolbachia* et les progrès dans les séquençages de nombreux génomes ont favorisé une intensification des travaux de recherche sur les symbiotes. Ainsi, des études ont montré que les moustiques vecteurs d'arbovirus avaient d'autres virus qui se multipliaient uniquement chez les insectes, nommés virus spécifiques d'insectes (VSIs) (Fauver *et al.,* 2016 ; Nanfack-Minkeu & Vernick, 2018 ; Belda *et al*., 2019). Ces derniers sont essentiellement maintenus chez les invertébrés par transmission verticale (Nanfack-Minkeu *et al*., 2019 ; Chen *et al*., 2019 ; Ren *et al.,* 2008). Leur incapacité à infecter les vertébrés s'expliquerait par un manque de récepteurs et un déficit d'assemblage des particules virales chez les vertébrés. Donc, les VSIs sont incapables d'infecter et de se répliquer chez les humains alors que les arbovirus y parviennent (Fig. 1).

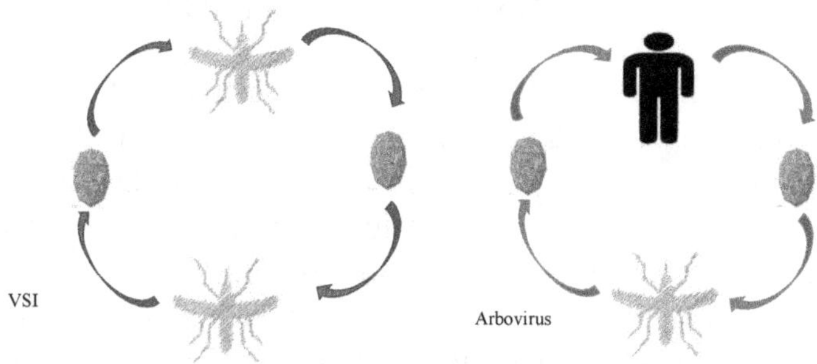

Figure 1 : Différence entre un virus spécifique d'insecte (VSI) et un arbovirus en utilisant l'Homme comme vertébré.

Certains VSIs sont classifiés dans des familles comportant des arbovirus comme les togaviridés, flaviviridés, les reoviridés, les phenuiviridés. D'autres en revanche sont non classifiés, entrainant une difficulté supplémentaire lors de leur caractérisation (Fauver *et al.,* 2016 ; Belda *et al.*, 2019). L'un des premiers virus spécifiques d'insectes est le flavivirus, agent de fusion cellulaire (cell fusing agent virus (CFAV)) découvert dans les cultures cellulaires d'*Aedes aegypti* (Stollar & Thomas, 1975). Plusieurs expériences ont démontré que le CFAV diminuait ou entravait la transmission des arbovirus par/dans les moustiques du genre *Aedes* (Baldaliuk *et al.*, 2019). En plus d'exister chez les moustiques, les VSIs sont également présents chez les insectes d'importance agricole (Nouri *et al.,* 2015 ; Lui *et al.,* 2016). Certains de ces insectes transmettent de nombreuses maladies aux plantes. Bien que le rôle des VSIs ne soit pas bien compris chez tous les insectes, plusieurs équipes de recherche à travers le monde étudient la possibilité de les utiliser en bio-contrôle des insectes d'importance agricole et médicale.

Le but de ce chapitre est de présenter l'apport de ces VSIs principalement en entomologie médicale, tout en relevant quelques difficultés associées à leurs études.

6.1 Découverte des virus spécifiques d'insectes

Les premiers virus spécifiques d'insectes ont été découverts après observation des symptômes ou de fortes mortalités chez les hôtes insectes, suivies des cultures cellulaires et d'observation microscopique. Par exemple, l'affaiblissement et la destruction des colonies d'abeilles de l'espèce *Apis mellifera* ont été associés aux *Israeli acute paralysis virus* et *Iridovirus* (Cox-Foster *et al.*, 2007, Bromenshenk *et al.*, 2010). En plus de ce dernier groupe découvert grâce aux symptômes, d'autres VSIs ont été découverts fortuitement. Exemple, *Anopheles gambiae* densovirus (AgDNV) est un VSI découvert involontairement dans les cellules d'*An. gambiae* Sua5B lors d'infections à *Wolbachia* sp. (Ren *et al.*, 2008). En effet, les auteurs ont obtenu par PCR en utilisant des amorces spécifiques à *Wolbachia* une bande plus grande que celle attendue. Le clonage de la bande, son séquençage et la comparaison dans les bases de données (BLAST) ont révélé une similitude de 87 % avec le gène NS1 d'*Ae. aegypti* densovirus. L'utilisation des anticorps de densovirus via les tests d'immunofluorescence a permis de localiser AgDNV dans le noyau des cellules Sua5B. Ces dernières ont permis d'isoler un génotype viral qui s'est répliqué chez les larves d'*An. gambiae.* Dans les cultures cellulaires de Sua5B, la population d'AgDNV est hétérogène et certains génotypes sont incapables d'infecter *An. gambiae* (Ren *et al.*, 2008).

En plus des méthodes classiques de découverte citées ci-dessus, le séquençage à haut débit permet aussi de découvrir des VSIs. De plus, son prix a considérablement baissé ces dernières décennies, entrainant une augmentation des séquençages du transcriptome complet et l'avènement d'études de méta-génomique. Cette dernière signifie séquençage et assemblage *de novo* signifiant sans utilisation d'un génome de référence. En effet, entre janvier 1900 et décembre 2019, 46 441 publications associées aux virus spécifiques d'insectes ont été trouvées dans PMC-NCBI en utilisant le mot clé « Insect specific virus » le 29 avril 2020 à Manhattan-Kansas, USA ; et plus de 60 % des publications associées aux virus spécifiques d'insectes ont été effectuées entre 2010 et 2019 (Fig. 2). Cette période coïncide avec l'intérêt croissant des scientifiques pour les techniques de séquençage à haut débit (Audebert *et al.*, 2014). Ces techniques couplées à l'assemblage *de novo* permettent de découvrir les micro-organismes connus et inconnus, contrairement à des outils conventionnels de biologie moléculaire qui détectent uniquement ceux qui sont connus grâce à des séquences spécifiques ou amorces. Grâce à ces techniques, les nouveaux micro-organismes ou pathogènes sont découverts avec des génomes partiels ou complets et des approches de génétique inverse peuvent être utilisées lors de la mise sur pied de vaccins ou des clones infectieux. De plus, ces techniques permettent de séquencer les micro-organismes sans avoir besoin de les isoler. Elles peuvent aussi être utilisées dans la recherche et la détection des mutations, mais sont moins fiables puisque le séquençage et l'assemblage *de novo* génèrent parfois des erreurs qui peuvent être assimilées aux mutations.

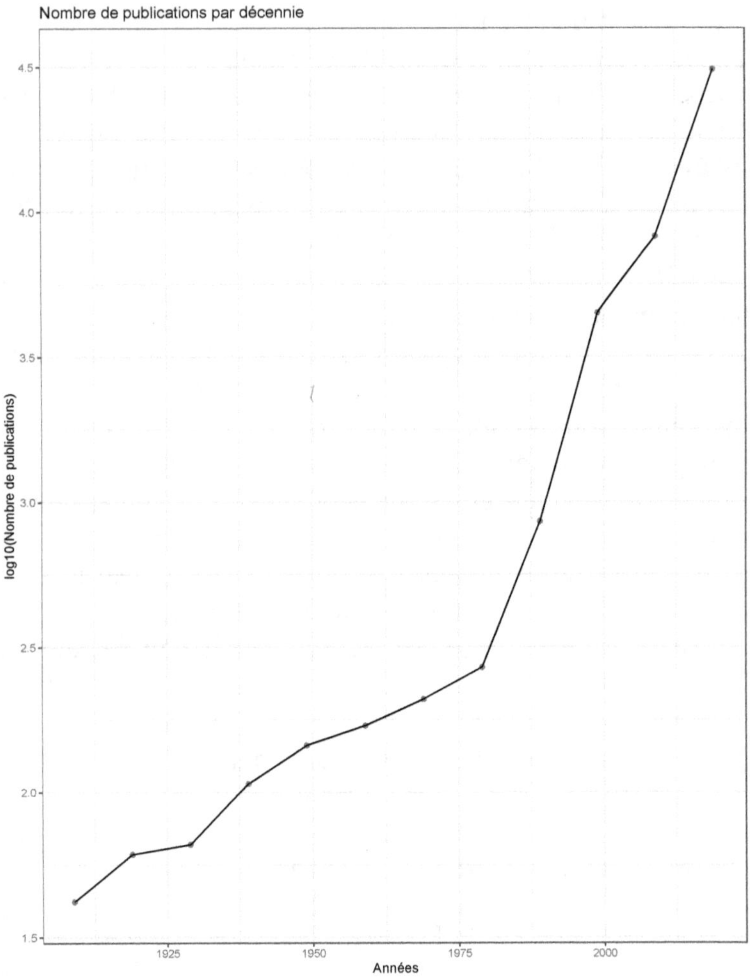

Figure 2 : Les études liées aux virus spécifiques d'insectes (VSIs) par tranche de 10 années (décennie). Entre le 1er janvier 1900 et le 31 décembre 1909, PMC-NCBI a enregistré 42 publications. Puis, le nombre de publications n'a cessé d'augmenter jusqu'au 31 décembre 2019, date à laquelle nous avons limité notre analyse. Le logarithme de base dix utilisé, permet une meilleure visualisation du nombre de publications, étant donné la grande différence entre les années 2000 et 1900.

Ces dernières années, la plupart des virus spécifiques d'insectes ont été découverts par des études de méta-génomique (Tableau 1) entrainant une augmentation exponentielle de leur nombre (Webster *et al.,* 2015 ; Fauver *et al.,* 2016 ; Nanfack-Minkeu & Vernick, 2018 ; Belda *et al.,* 2019). Les étapes clés sont : l'extraction d'acide nucléique (ARN ou ADN), préparation des banques de librairies incluant la déplétion des ARN ribosomaux, séquençages de petits et/ou longs acides nucléiques, nettoyage des lectures issues du séquençage (élimination des adaptateurs), alignement des lectures au génome de référence de l'hôte, assemblage *de novo* avec les lectures non alignées au génome de référence et recherche dans les bases de données (BLAST).

Tableau 1 : Tableau de quelques insectes dont le virome a été étudié par analyse méta génomique. Le nombre de virus par insecte n'est pas exhaustif.

Espèces	Virus	Références
Diaphorina citri	*Diaphorina citri* reovirus, *Diaphorina citri* densovirs	Nouri *et al.*, 2015
Aphis glycines	Aphis glycine virus 2	Lui *et al.*, 2016
Acyrthosiphon pisum	Acyrthosiphon pisum virus	van den Heuvel *et al.*, 1997
Bemisia tabaci spp.	Cowpea mild mottle virus	Rosario *et al.*, 2014
Drosophila suzukii	Beult virus Larkfield virus	Medd *et al.*, 2018
D. melanogaster	Chaq Virus, Partitivirus-like 2–7	Webster *et al.*, 2015
***Anopheles* spp.**	Anopheles flavivirus Phasi Charoen-like virus Wuhan Mosquito Virus 9 strain JX1–13	Belda *et al.*, 2019, Fauver *et al.*, 2016
Anopheles coluzzii	Anopheles C virus Anopheles cypovirus	Carissimo *et al.*, 2016
Culex pipiens	Culex pipiens associated virus	Bigot *et al.*, 2018
Aedes vexans nipponii	Yongsan bunyavirus 1 (YBV1), Yongsan picorna-like virus 3 (YPLV3) et Yongsan sobemo-like virus 1 (YSLV1)	Sanborn *et al.*, 2019

La méta-génomique virale est de plus en plus facilitée à travers des plateformes comme *Galaxy*, des outils tels que *Metavisitor*, *Viromeexplorer* et des logiciels comme CLC (Carissimo *et al.*, 2017 ; Tithi *et al.*, 2018). Les séquençages de petites lectures (reads) permettent entre autres d'obtenir le profil *Dicer* indicatif de la réplication virale qui doit être confirmée par des études *in-vivo*. Ces dernières consistent à transmettre le virus à des insectes sains et de quantifier la charge virale dans divers tissus et pendant au moins sept à quatorze jours.

Le séquençage de longues lectures permet d'avoir de meilleurs *contigs* facilitant la recherche dans les banques de données (Carissimo *et al.*, 2016 ; Belda *et al.*, 2019). Le caractère spécifique aux insectes de ces virus est conféré après confirmation d'une réplication chez les cellules d'insectes et absence de réplication chez les cellules de vertébrés. Ce test est très utilisé avec les moustiques et autres insectes d'importance médicale dont les cellules existent. Par contre, plusieurs insectes, notamment d'importance agricole n'ont pas encore de lignée cellulaire pour effectuer les cultures cellulaires. De plus, certains virus ne sont pas encore cultivables, entrainant une difficulté supplémentaire pour leurs classification et caractérisation. Ces derniers objectifs permettent de mieux comprendre l'importance des VSIs.

6.2 Importance des virus spécifiques d'insectes

Junglen *et al.* (2017) ont suggéré que les virus spécifiques d'insectes sont des précurseurs d'arbovirus. Une exposition répétée des VSIs aux hôtes vertébrés via les moustiques vecteurs serait à l'origine de cette évolution en arbovirus. Cet argument est soutenu par l'existence des familles virales telles que les *Flaviviridae*, les *Reoviridae*, les *Togaviridae* qui comportent des arbovirus et des virus spécifiques d'insectes. Par exemple, le VSI *Aedes pseudoscutellaris* reovirus (APRV) pourrait évoluer en arbovirus après plusieurs mutations et expositions aux hôtes vertèbres à travers des piqûres infectantes d'*Ae. pseudoscutellaris* (Attoui *et al.*, 2005). Ces mutations dues à des erreurs non corrigées de l'ARN polymérase conduiraient à l'émergence de nouvelles lignées pouvant infecter de nouveaux hôtes.

De plus, le génome des VSIs est parfois intégré dans le génome de leurs hôtes (Lequime & Lambrechts 2017 ; Palatini *et al.,* 2017). Cette présence d'intégrations virales des virus à ARN non rétrovirus dans le génome des insectes vecteurs démontre une longue coexistence entre les VSIs et leurs vecteurs. Ces intégrations virales soulignent également une rapide évolution des virus à ARN. Par contre, la faible évolution du virus de la fièvre jaune fragilise l'hypothèse selon laquelle les arbovirus seraient issus des VSIs. En effet, en se basant sur le gène E, le virus de la fièvre jaune à un taux moyen annuel de substitution de $2, 1 \times 10^{-4}$, ce taux est inférieur à celui de la dengue qui est approximativement de $8{,}7 \times 10^{-4}$ (Sall *et al.,* 2010). En effet, au Sénégal et en 23 ans, le virus de la fièvre jaune a très peu évolué avec des taux de similitude très proches entre les différentes souches (Sall *et al.,* 2010).

Une meilleure compréhension des mécanismes d'évolution des virus servira à expliquer l'émergence ou la réémergence des arbovirus et d'anticiper les futures épidémies. Raison pour laquelle les études de compétence vectorielle avec de nouveaux virus sont à encourager.

De multiples travaux ont montré que la compétence des moustiques aux pathogènes est modifiée par le génotype des pathogènes, la réponse immunitaire des hôtes, les facteurs environnementaux, le microbiome. Ce dernier facteur est exemplifié par le fait que la bactérie *Wolbachia* entrave l'infection des moustiques *Aedes* par les virus de la dengue. Ces résultats ont permis l'émergence d'une nouvelle méthode de lutte contre les arbovirus/pathogènes dénommée la para-transgénèse. Cette dernière consiste à modifier le microbiome de l'hôte afin de le rendre réfractaire ou réduire son infection à des pathogènes. Des résultats prometteurs ont été obtenus avec des moustiques où des *Aedes* infectés à *Wolbachia* ont été relâchés en Malaisie pour lutter contre la dengue (Nazni *et al.*, 2019). Le but étant que cette lignée réfractaire au virus de la dengue replace des *Aedes* sauvages susceptibles entrainant une diminution ou l'élimination de cet arbovirus. Dans cette même logique, les VSIs pourraient être utilisés contre les arbovirus à travers plusieurs mécanismes dont :

i) Un blocage des récepteurs des arbovirus, les rendant indisponibles aux hôtes entraînant ainsi une incapacité d'infection ou une diminution du taux d'infection.

ii) Les VSIs activeraient les réponses antivirales des hôtes invertébrés, étant donné que ces réponses sont innées et non spécifiques, elles agiraient également contre les arbovirus.

iii) Le troisième mécanisme est connu comme la compétition énergétique ; les VSIs accaparaient toutes les ressources privant ainsi les arbovirus.

La démonstration de ces mécanismes devrait apporter de nouvels outils pour renforcer la lutte contre les maladies vectorielles. Il est encourageant et prometteur de constater que de multiples VSIs réduisent la compétence des vecteurs aux arbovirus. À titre d'exemple, le CFAV isolé en 2015 d'*Ae. aegypti* réduit la dissémination des virus du Zika et de la dengue de sérotype 1 chez les moustiques et les cellules (Baidaliuk *et al.,* 2019). En effet, les cellules C6/36 co-infectées avec le CFAV et le virus de la dengue, ont une faible réplication virale de la dengue. Les mêmes résultats ont été obtenus avec le virus Zika et l'effet était statistiquement significatif aux jours quatre, six et sept après inoculation. Lors des études *in-vivo*, le CFAV a été inoculé aux moustiques via des injections, puis deux jours plus tard, des sangs infectieux aux virus de la dengue et Zika ont été administrés. La dissémination des virus, vérifiée dans les têtes, était plus faible chez les moustiques co-infectés et la différence la plus importante a été observée au jour 13 post-coïnfection avec les virus de la dengue et du Zika. Cependant, les auteurs n'ont pas obtenu une différence au niveau des prévalences entre les moustiques co-infectés et mono-infectés, suggérant une complexité des mécanismes de réduction de la capacité vectorielle (Baidaliuk *et al.,* 2019).

L'évolution des VSIs et leurs capacités à réduire la compétence de moustiques à des arbovirus démontrent leurs impacts et leurs importances. Ces importances augmenteraient s'ils pouvaient être utilisés comme des modèles pour étudier les interactions entre virus et insectes. Les VSIs sont non pathogènes à l'Homme et activent chez les insectes les mêmes réponses immunitaires que les arbovirus démontrant qu'ils peuvent être utilisés comme modèles lors des interactions moustiques et virus (Nanfack-Minkeu *et al*., 2019). De plus, contrairement aux arbovirus qui nécessitent d'être manipulés dans les laboratoires hautement confinés de niveau 2 au moins, lesquels sont couteux et rares ; les VSIs sont manipulés dans les laboratoires classiques de niveau 1. Ces derniers sont encore appelés des laboratoires de type 1 ou P1 ou *Biosafety Level 1* (BSL1). Les microbes ne présentant pas un danger pour l'Homme et l'environnement sont manipulés dans un P1. Ces agents manipulés en P1 sont généralement très bien caractérisés et peuvent être manipulés en respectant quelques règles de bonne conduite en microbiologie, dont le port des gants et d'une blouse, l'utilisation de l'alcool à 70 % pour désinfecter le lieu de travail avant et après manipulation. Dans un P2, les agents biologiques peuvent rendre l'homme malade, mais le risque de propagation est très faible. Les laboratoires de type 1 et 2 ont presque les mêmes équipements et confinements, sauf que le P2 a en plus un poste de sécurité biologique. De plus, les agents biologiques manipulés dans un P2 doivent avoir un traitement en cas de maladie. Ainsi, dans certains pays, le parasite du paludisme humain *P. falciparum* est manipulé dans un P2+, tandis que le *P. berghei* des rongeurs dans un P1. Généralement, les agents manipulés en P2 ne se transmettent pas par voie respiratoire. Toutes les exigences du P1 et P2 sont retrouvées dans un P3 dont l'accès est hautement règlementé pour empêcher toute propagation dans la nature des agents pathogènes qui y sont manipulés. Les pathogènes tels les virus de la fièvre jaune, d'O'nyong nyong et autres virus sont manipulés dans un P3, car rendent l'Homme malade. Les manipulateurs doivent suivre une formation spécifique et recevoir des vaccins appropriés. La formation doit permettre de mieux connaître le pathogène, ses modes de transmission, les symptômes de la maladie et comment réagir en cas d'exposition (Homer *et al.,* 2013). Dans un P4, on manipule de nouveaux agents biologiques hautement contagieux et généralement n'ayant ni traitement ni vaccin. Les virus Ebola, certains coronavirus et bien d'autres sont manipulés dans les P4. Quelques rares pays au monde hébergent des laboratoires de niveau 4. Les personnes travaillant dans les P3 et P4 doivent avoir au moins un suivi médical annuel.

En plus du fait qu'ils peuvent être manipulés dans un P1, les virus spécifiques d'insectes peuvent également être utilisés pour réduire la densité des moustiques vecteurs. Cette application est illustrée par *Aedes aegypti* densovirus (AeDNV), qui induit une mortalité chez les larves d'*Ae. aegypti* en fonction de son intensité. Contrairement à AeDNV, AgDNV n'induit pas de mortalité chez les larves d'*An. gambiae* et son intensité augmente d'environ 100 fois entre les stades aquatiques et aériens (Ren & Rasgon, 2010). Ce résultat montre qu'il peut être utilisé comme bio-insecticide contre les adultes d'*An. gambiae*. Nous avons obtenu des résultats similaires avec un *Anopheles* cypovirus qui induit une mortalité chez *An. stephensi* après un repas de sang infectieux (Nanfack-Minkeu *et al.,* données non publiées). En effet, ce virus découvert chez *An. gambiae* est capable d'infecter les larves et adultes d'*An. stephensi* lors des infections expérimentales (Carissimo *et al.,* 2016 ; Nanfack-Minkeu *et al.,* données non publiées).

Le génome d'AgDNV, du fait de sa petite taille (environ 4 kb) a été facilement inséré dans un vecteur comportant une protéine fluorescente verte (GFP) sous le contrôle d'un promoteur actine 5C de la drosophile, afin de permettre de suivre la réplication virale dans les différents tissus de l'anophèle et sur plusieurs générations (Ren *et al.,* 2008). En plus de sa petite taille, le fait qu'il ait un génome ADN permet de réaliser aisément des manipulations génétiques. Ces résultats et ces observations montrent que ce VSI peut être utilisé lors des transferts de gènes afin de mieux combattre les vecteurs ou les parasites du paludisme. Cette dernière approche est appelée para-transgénèse virale qui consiste à utiliser un virus modifié pour combattre des pathogènes ou leurs vecteurs. Cependant, la para-transgénèse est entravée par de multiples défis.

6.3 Études des virus spécifiques d'insectes et défis

Ces dernières années (2011-2020), le nombre des virus spécifiques d'insectes a au moins doublé, et indubitablement, il va augmenter exponentiellement dans les prochaines années. S'il est important de découvrir de nouveaux virus, il est encore plus important de les caractériser. Très peu d'études ont étudié les fonctions biologiques des VSIs. Notre récente étude a montré qu'*Anopheles* C virus (AnCV) et *Anopheles* cypovirus (AnCPV), deux VSIs découverts chez *Anopheles coluzzii* exerçaient entre eux une interaction négative. En effet, les coïnfections à ces deux VSIs sont fréquentes à faible intensité, mais à forte intensité ou charge virale, l'un a tendance à exclure l'autre. Ce résultat s'apparente à des exclusions dues à des super-infections dont le mécanisme n'est pas bien compris. Ces super-infections sont largement décrites par des études *in-vitro* chez des virus appartenant à la même famille (Nanfack-Minkeu *et al.,* 2019). Ce résultat est *in-vivo* et les virus appartiennent à des familles différentes montrant que les VSIs peuvent être utilisés pour combattre ou limiter l'infection à d'autres virus. En outre, il a été observé que certaines voies immunitaires de l'anophèle, utilisées contre les infections à arbovirus étaient également utilisées pour contrôler l'AnCPV (Nanfack-Minkeu *et al.,* 2019). Ce dernier résultat montre que les VSIs peuvent être utilisés comme modèle lors des infections virales d'insectes. Pour obtenir ce statut de modèle, les VSIs devraient être isolés, photographiés et utilisés lors des infections artificielles chez plusieurs moustiques. Il est indispensable de comprendre les fonctions des VSIs chez les moustiques par des études similaires ou complémentaires à l'étude sur *Anopheles* C virus et *Anopheles* cypovirus qui décrit la biologie de ces virus (Nanfack-Minkeu *et al.,* 2019).

Les fonctions biologiques des VSIs sont peu explorées parce qu'un faible nombre a été isolé et purifié. L'absence des VSIs purs a permis à certains virologistes d'accorder peu ou pas d'importance à ce groupe de virus. Pourtant, cette difficulté est due à l'absence de culture cellulaire ou lorsqu'elles existent, les virus n'ont pas encore réussi à être cultivés.

À l'absence de purification, s'ajoute le fait que plusieurs génomes soient partiels et les clones infectieux sont inexistants, limitant ainsi de nombreuses études sur ces virus.

De plus, la plupart des techniques utilisées pour découvrir ces VSIs favorisent la découverte des virus à ARN par rapport aux virus ADN. En effet, la majorité des études partent des ARNs avec des traitements aux désoxyribonucléases afin de se débarrasser de toute trace d'ADN. Certains justifieront cela par le fait qu'il existe très peu d'arbovirus à ADN, mais personne ne sait si la prochaine épidémie sera due à un virus à ADN ou ARN. Il faut donc s'intéresser à tous les virus et avoir une bonne idée de leur distribution et prévalence.

Bien que de multiples VSIs aient été découverts, il est aujourd'hui impossible d'avoir une idée de la prévalence des VSIs puisque les pools et non les individus sont utilisés pour les découvrir. De plus, la plupart des moustiques secondaires sont rarement analysés en metagénomique, les écartant maladroitement de la surveillance.

Conclusion

Le séquençage à haut débit a permis une augmentation exponentielle des virus spécifiques d'insectes, mais de nombreuses limites entravent plusieurs études avec ces virus. Ces limites sont par exemple leur non purification, la découverte des virus ayant uniquement des similitudes avec ceux existants dans les bases de données, l'obtention des séquences partielles ou la nécessité de confirmer les fins (5' et 3') de séquence par d'autres méthodes.

L'importance est évidente, mais l'impact réel de ces VSIs en virologie, entomologie, immunologie et autres domaines, est encore difficile à évaluer au regard des défis à relever (Fig. 3). Néanmoins, ces virus ont déjà révolutionné la virologie de par leur non-pathogénicité aux humains, permettant ainsi des études dans des laboratoires ayant des niveaux de protection minimale. Ils peuvent devenir de véritables modèles d'étude pour les virologistes. Mais des études complémentaires doivent être effectuées.

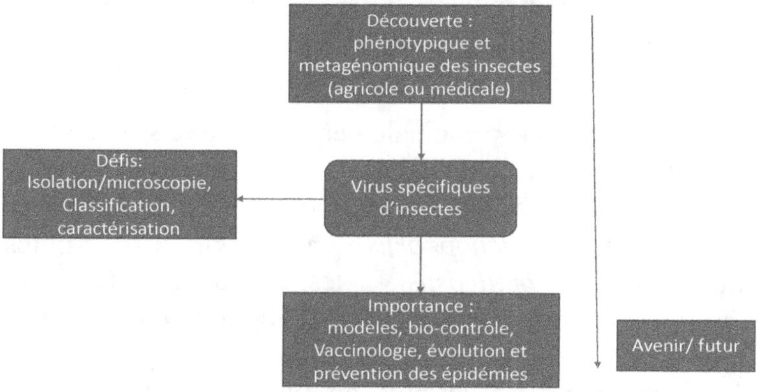

Figure 3 : Découverte, importance et défis des virus spécifiques d'insectes. L'avenir des VSIs est très prometteur au regard de nombreuses applications.

Les entomologistes pourraient les utiliser pour renforcer l'arsenal de lutte biologique contre les insectes vecteurs des maladies ou les utiliser en para-transgénèse virale contre les pathogènes transmis par ces insectes vecteurs.

La réponse immunitaire des insectes contre les VSIs est très peu étudiée, rendant difficile la comparaison avec des virus pathogènes comme des arbovirus. Cependant, l'une des rares études de caractérisation biologique et immunologique de ces virus chez l'anophèle a montré l'implication des voies de signalisation immunitaire comme *Toll* et *Jak/Stat* dans le contrôle des VSIs (Nanfack-Minkeu *et al.*, 2019). Les arbovirus transmis par les moustiques sont également contrôlés par ces voies et constituent avec la voie de l'ARN interférence (RNAi) et IMD les principales voies de la réponse antivirale chez les insectes. Il est important de noter que certains virus ont développé des inhibiteurs de la réponse immunitaire de l'hôte, notamment la voie du *RNAi*. Par conséquent, la réponse antivirale chez les insectes ne devrait pas se focaliser sur quelques voies classiques. De plus, étant donné que les VSIs sont généralement persistants et peuvent être intégrés dans le génome des hôtes, l'implication des petits ARNs de type piwi dans leur contrôle est de plus en plus établie (Suzuki et al., 2020).

Les VSIs sont principalement découverts chez des insectes d'importance médicale et agricole, négligeant ceux qui sont comestibles comme les criquets verts, les chenilles du palmier (*Rhynchophorus phoenicis*), les termites (*Macrotermes bellicosus),* les criquets (*Locusta migratoria*) et autres insectes (de Figueirêdo *et al.,* 2015 ; Stoobs *et al.,* 2016 ; Fogang Mba *et al.,* 2017). L'entomophagie est de plus en plus répandue dans le monde. Il serait judicieux d'avoir une bonne connaissance du virome de ces insectes comestibles avant consommation.

Une meilleure reconnaissance des VSIs passe par des isolements/purifications, la classification, des études d'interactions et la microscopie. Par conséquent, les cultures cellulaires des VSIs devraient être accentuées afin d'atteindre ce but.

Références

Attoui H, Mohd Jaafar F, Belhouchet M, Biagini P, Cantaloube JF, de Micco P, de Lamballerie X. 2005. Expansion of family Reoviridae to include nine-segmented dsRNA viruses: isolation and characterization of a new virus designated Aedes pseudoscutellaris reovirus assigned to a proposed genus (Dinovernavirus). *Virology*, 343(2):212-23.

Audebert C, Hot D, Lemoine Y, Caboche S. 2014. Le séquençage haut débit – Vers un diagnostic basé sur la séquence complète du génome de l'agent infectieux [High-throughput sequencing: towards a genome-based diagnosis in infectious diseases]. *Med Sci* (Paris). 30(12):1144-51.

Baidaliuk A, Miot EF, Lequime S, Moltini-Conclois I, Delaigue F, Dabo S, Dickson LB, Aubry F, Merkling SH, Cao-Lormeau VM, Lambrechts L. 2019. Cell-Fusing Agent Virus Reduces Arbovirus Dissemination in Aedes aegypti Mosquitoes *In Vivo. Journal of Virology*, 93(18):e00705-19.

Belda E, Nanfack-Minkeu F, Eiglmeier K, Carissimo G, Holm I, Diallo M, Diallo D, Vantaux A, Kim S, Sharakhov IV, Vernick KD. 2019. De novo profiling of RNA viruses in Anopheles malaria vector mosquitoes from forest ecological zones in Senegal and Cambodia. *BMC Genomics*, 20(1):664.

Bigot D, Atyame CM, Weill M, Justy F, Herniou EA, Gayral P. 2018. Discovery of *Culex pipiens* associated Tunisia virus: a new ssRNA (+) virus representing a new insect associated virus family. *Virus Evolution*, 4(1):vex040.

Bromenshenk JJ, Henderson CB, Wick CH, Stanford MF, Zulich AW, Jabbour RE, Deshpande SV, McCubbin PE, Seccomb RA, Welch PM, Williams T, Firth DR, Skowronski E, Lehmann MM, Bilimoria SL, Gress J, Wanner KW, Cramer RA Jr. 2010. Iridovirus and microsporidian linked to honey bee colony decline. *PLoS One*; 5(10):e13181.

Carissimo G, Eiglmeier K, Reveillaud J, Holm I, Diallo M, Diallo D, Vantaux A, Kim S, Ménard D, Siv S, Belda E, Bischoff E, Antoniewski C, & Vernick KD. 2016.

Identification and Characterization of Two Novel RNA Viruses from Anopheles gambiae Species Complex Mosquitoes. *PloS one*, *11*(5), e0153881.

Carissimo G, van den Beek M, Vernick KD, Antoniewski C. 2017. Metavisitor, a Suite of Galaxy Tools for Simple and Rapid Detection and Discovery of Viruses in Deep Sequence Data. *PLoS One,* 12(1):e0168397.

Chen Q, Godfrey K, Liu J, Mao Q, Kuo Y.W, & Falk BW. 2019. A Nonstructural Protein Responsible for Viral Spread of a Novel Insect Reovirus Provides a Safe Channel for Biparental Virus Transmission to Progeny. *Journal of virology*, *93*(15), e00702-19.

Cox-Foster DL, Conlan S, Holmes EC, Palacios G, Evans JD, Moran NA, Quan PL, Briese T, Hornig M, Geiser DM, Martinson V, vanEngelsdorp D, Kalkstein AL, Drysdale A, Hui J, Zhai J, Cui L, Hutchison SK, Simons JF, Egholm M, Pettis JS, Lipkin WI. 2007. A metagenomic survey of microbes in honey bee colony collapse disorder. *Science*, 318(5848):283-7.

De Figueirêdo RE, Vasconcellos A, Policarpo IS, & Alves RR. 2015. Edible and medicinal termites: a global overview. *Journal of ethnobiology and ethnomedicine*, *11*, 29.

Drosten C, Kummerer BM. 2017. Host Range Restriction of Insect-Specific FlavivirusesOccurs at Several Levels of the Viral Life Cycle. *mSphere* , 2(1):e00375-16.

Fauver JR, Grubaugh ND, Krajacich BJ, Weger-Lucarelli J, Lakin SM, Fakoli LS 3rd, Bolay FK, Diclaro JW 2nd, Dabiré KR, Foy BD, Brackney DE, Ebel GD, Stenglein MD. 2016. West African Anopheles gambiae mosquitoes harbor a taxonomically diverse virome including new insect-specific flaviviruses, mononegaviruses, and totiviruses. *Virology,* 498:288-299.

Fogang Mba AR, Kansci G, Viau M, Hafnaoui N, Meynier A, Demmano G, Genot C. 2017. Lipid and amino acid profiles support the potential of Rhynchophorus phoenicis larvae for human nutrition. *Journal of Food Composition and Analysis*, 60, 64-73.

Ho ZJM, Hapuarachchi HC, Barkham T, Chow A et al. 2017. Outbreak of Zika virus infection in Singapore: an epidemiological, entomological, virological, and clinical analysis. *Lancet Infectious Diseases,* 17(8):813-821.

Homer LC, Alderman TS, Blair HA, Brocard AS, Broussard EE, et al. 2013. Guidelines for Biosafety Training Programs for Workers Assigned to BSL-3 Research Laboratories. *Biosecurity* and *Bioterrorism*, 11(1):10-9.

Junglen S, Korries M, Grasse W, Wieseler J, Kopp A, Hermanns K, Leon-Juarez M,

Kraemer MUG, Faria NR, Reiner RC Jr, Golding N, et al. 2017. Spread of yellow fever virus outbreak in Angola and the Democratic Republic of the Congo 2015-16: a modelling study. *Lancet Infectious Diseases,* 17(3):330-338.

Lequime S & Lambrechts L. 2017. Discovery of flavivirus-derived endogenous viral elements in Anopheles mosquito genomes supports the existence of Anopheles-associated insect-specific flaviviruses. *Virus Evolution*, 3(1):vew035.

Liu S, Vijayendran D, Chen Y, Bonning BC. 2016. Aphis Glycines Virus 2, a Novel Insect Virus with a Unique Genome Structure. *Viruses*, 8(11):315.

Medd NC, Fellous S, Waldron FM, Xuéreb A, Nakai M, Cross JV, Obbard DJ. 2018. The virome of *Drosophila suzukii*, an invasive pest of soft fruit. *Virus Evolution.*, 4(1):vey009.

Moreira LA, Iturbe-Ormaetxe I, Jeffery JA, Lu G, *et al.* 2009. A Wolbachia symbiont in Aedes aegypti limits infection with dengue, Chikungunya, and Plasmodium. *Cell*, 139(7):1268-78.

Nanfack Minkeu F, Vernick KD. 2018. A Systematic Review of the Natural Virome of Anopheles Mosquitoes. *Viruses*, 10(5):222.

Nanfack-Minkeu F, Mitri C, Bischoff E, Belda E, Casademont I, Vernick KD. 2019. Interaction of RNA viruses of the natural virome with the African malaria vector, Anopheles coluzzii. *Scientific Reports*, 9(1):6319.

Nazni WA, Hoffmann AA, et al. 2019. Establishment of Wolbachia Strain wAlbB in Malaysian Populations of Aedes aegypti for Dengue Control. *Current Biology*, 29(24):4241-4248.e5.

Nouri S, Salem N, Nigg JC, Falk BW. 2015. Diverse Array of New Viral Sequences Identified in Worldwide Populations of the Asian Citrus Psyllid (Diaphorina citri) Using Viral Metagenomics. *Journal of Virology*, 90(5):2434-45.

Palatini U, Miesen P, Carballar-Lejarazu R, Ometto L, Rizzo E, Tu Z, van Rij RP, Bonizzoni M. 2017. Comparative genomics shows that viral integrations are abundant and express piRNAs in the arboviral vectors Aedes aegypti and Aedes albopictus. *BMC Genomics*, 18, 512.

Ragsdale DW, McCornack BP, Venette RC, Potter BD, MacRae IV, Hodgson EW, O'Neal ME, Johnson KD, O'Neil RJ, DiFonzo CD, Hunt TE, Glogoza PA, Cullen EM. 2007. Economic threshold for soybean aphid (Hemiptera: Aphididae). *Journal of Economic Entomology*, 100(4):1258-67.

Rosario K, Capobianco H, Ng TF, Breitbart M, & Polston JE. 2014. RNA viral metagenome of whiteflies leads to the discovery and characterization of a whitefly-transmitted carlavirus in North America. *PloS one*, *9*(1), e86748.

Ren X, Hoiczyk E, Rasgon JL. 2008. Viral paratransgenesis in the malaria vector Anopheles gambiae. *PLoS Pathogens*, 4(8):e1000135.

Ren X, Rasgon JL. 2010. Potential for the Anopheles gambiae densonucleosis virus to act as an "evolution-proof" biopesticide. *Journal Virology,* 84(15):7726-9.

Sall AA, Faye O, Diallo M, Firth C, Kitchen A, & Holmes EC. (2010). Yellow fever virus exhibits slower evolutionary dynamics than dengue virus. *Journal of virology*, *84*(2), 765–772.

Stollar V & Thomas VL.1975. An agent in the Aedes aegypti cell line (Peleg) which causes fusion of Aedes albopictus cells. *Virology*, 64(2):367-77.

Sanborn MA, Klein TA, Kim HC, Fung CK, Figueroa KL, Yang Y, Asafo-Adjei EA, Jarman RG, & Hang J. 2019. Metagenomic Analysis Reveals Three Novel and Prevalent Mosquito Viruses from a Single Pool of *Aedes vexans nipponii* Collected in the Republic of Korea. *Viruses*, *11*(3), 222.

Stollar V, Thomas VL. 1975. An agent in the *Aedes aegypti* cell line (Peleg) which causes fusion of *Aedes albopictus* cells. *Virology*, 64(2):367-77.

Stoops J, Crauwels S, Waud M, Claes J, Lievens B, Van Campenhout L. 2016. Microbial community assessment of mealworm larvae (Tenebrio molitor) and grasshoppers (Locusta migratoria migratorioides) sold for human consumption. *Food Microbiology,* 53(Pt B):122-127.

Suzuki Y, Baidaliuk A, Miesen P, Frangeul L, Crist AB, Merkling SH, Fontaine A, Lequime S, Moltini-Conclois I, Blanc H, van Rij RP, Lambrechts L, Saleh MC. 2020. Non-retroviral Endogenous Viral Element Limits Cognate Virus Replication in Aedes aegypti Ovaries. *Current Biology*, 30(18):3495-3506.e6.

Tithi SS, Aylward FO, Jensen RV, Zhang L. 2018. FastViromeExplorer: a pipeline for virus and phage identification and abundance profiling in metagenomics data. *Peer Journal*, 6:e4227.

Tran A & Chastel C. 2008. Grossesse et arbovirus transmis par des moustiques : conséquences pathologiques pour la mère et l'enfant. Une revue générale. *Santé publique*, 3246 : 418-424.

Van den Heuvel JF, Hummelen H, Verbeek M, Dullemans AM, van der Wilk F. 1997. Characteristics of acyrthosiphon pisum virus, a newly identified virus infecting the pea aphid. *Journal of Invertebrate Pathology*, 70(3):169-76.

Walker T, Johnson PH, Moreira LA, Iturbe-Ormaetxe I, Frentiu FD, McMeniman CJ, Leong YS, Dong Y, Axford J, Kriesner P, Lloyd AL, Ritchie SA, O'Neill SL, Hoffmann AA. 2011. The wMel Wolbachia strain blocks dengue and invades caged Aedes aegypti populations. *Nature,* 476(7361):450-3.

Webster CL, Waldron FM, Robertson S, Crowson D, Ferrari G, Quintana JF, Brouqui JM, Bayne EH, Longdon B, Buck AH, Lazzaro BP, Akorli J, Haddrill PR, Obbard DJ. 2015. The Discovery, Distribution, and Evolution of Viruses Associated with Drosophila melanogaster. *PLoS Biology,* 13(7):e1002210.

Chapitre 7 :

Méthodes innovantes et futures de la lutte contre les moustiques au Cameroun

Ferdinand NANFACK-MINKEU

Introduction

Les précédents chapitres ont montré qu'au Cameroun, la lutte contre les moustiques se fait principalement par l'utilisation d'insecticides, notamment les moustiquaires imprégnées d'insecticide à longue durée d'action (MILDAs). Cette méthode de lutte est fragilisée par la résistance aux insecticides. D'où la nécessité de roter les molécules et de rechercher de nouveaux insecticides. Il faudrait également une meilleure coordination entre les entomologistes agricoles et médicaux pour éviter d'augmenter la pression de sélection à une classe particulière d'insecticide. En outre, la bonne utilisation des MILDAs reste un véritable défi puisque certains les utilisent à d'autres fins telles que la pêche, le séchage et autres activités. Les sociologues devraient davantage faire partie des équipes de lutte antivectorielle afin de mieux communiquer avec les populations locales. En supplément, dans certains foyers ayant plusieurs chambres ou personnes, la MILDA n'est pas utilisée par la personne la plus vulnérable, mais plutôt par les parents ou le chef de ménage. Il est donc urgent d'augmenter l'utilisation des aspersions intra-domiciliaires (AIDs) qui sont encore très peu utilisées au Cameroun et devraient en principe complémenter les moustiquaires imprégnées d'insecticide (MIIs). Ces AIDs pourraient protéger tout le foyer. Les moustiques diurnes dont les *Aedes,* devraient être tués/repoussés par les AIDs. Bien qu'ils soient fortement utilisés, les insecticides peuvent être dangereux, surtout via des molécules persistantes telles que le dichlorodiphényltrichloroéthane (DDT) et le chlorpyrifos. En effet, certains insecticides persistants ont été trouvés dans l'alimentation humaine et d'autres sont associés à des cancers (Engel *et al.,* 2017). Les méthodes alternatives aux insecticides devraient continuer à être explorées, afin d'en trouver qui peuvent être utilisées contre les moustiques. Il est également important que les chercheurs du Cameroun s'approprient des méthodes innovantes afin de pouvoir les mettre en place soit en replacement des insecticides ou en complément. Ces méthodes innovantes représentent le futur de la lutte contre les moustiques et seront abordées dans ce chapitre.

Certaines méthodes innovantes sont en expérimentation dans les laboratoires. D'autres en revanche, ont déjà fait leurs preuves dans d'autres pays lors des études pilotes. Il s'agit par exemple des organismes non génétiquement modifiés tels les organismes trans-infectés. Cette approche devrait être assistée par la para-transgénèse et la mutagenèse associée ou non au forçage génétique. Il existe une spécificité camerounaise. Par conséquent, ce qui a marché ailleurs ne marchera pas dans ce pays, mais il faudrait connaître et maitriser ces méthodes innovantes pour des échéances futures. Certaines de ces méthodes soulèvent des peurs et des craintes auprès des profanes parce qu'elles ne sont pas comprises. Par exemple, les méthodes employant la mutagenèse où juste l'évocation des mutants signifie à tort à certaines personnes « cancers ». Il est donc important de lever ces ambiguïtés et amalgames en expliquant ces méthodes et en communiquant davantage lors des études pilotes ou à grande échelle. Le forçage génétique a permis de pallier certaines insuffisances des méthodes innovantes.

7.1 Forçage génétique : para-transgénèse, transgénèse et mutagenèse

Le forçage génétique ou « gene drive » est la transmission à tous les individus d'une population d'un gène modifié ou introduit (DiCarlo *et al.,* 2015). Il n'obéit pas aux lois de Mendel et permet une transmission plus précise et rapide d'un caractère désiré ou d'intérêt à la descendance (Fig.1). Le but est de remplacer, réduire ou tuer les individus normaux par ceux exprimant le caractère ciblé. Le scénario idéal consisterait à remplacer ou supprimer des anophèles vecteurs du *Plasmodium* (population sauvage) par des anophèles non-vecteurs ou incompétents obtenus par transfection, para-transgénèse, transgénèse, mutagenèse. Un moustique transgénique possède un génome qui a volontairement été incorporé par un gène étranger. Alors qu'un moustique mutant ne comporte pas de matériel génétique d'origine étrangère, mais des modifications de son génome (Nanfack-Minkeu *et al.,* 2015).

Les séquençages de nombreux génomes et les progrès de la génétique ont permis de développer plusieurs outils de modification des génomes dont le plus célébré est *Clustered Regularly Interspaced Short Palindromic Repeats / CRISPR associated proteins9* (CRISPR/Cas9). Le système CRISPR/Cas fait partie du système immunitaire des bactéries, notamment contre les infections virales et est présent chez plusieurs organismes. Il permet de couper avec précision des régions de génomes par l'endonucléase Cas 9 (ou autres endonucléases), qui est guidée par un ARN guide synthétique (sgRNA). Les régions coupées doivent être flanquées par trois nucléotides NGG, appelés *proto-spacer adjacent motif* (PAM). La réparation de la coupure par des recombinaisons homologues dirigées (HDR) ou des jonctions d'extrémités non-homologues (NHEJ) provoque la mutation (Gilgenkrantz, 2014). Ce système est de plus en plus optimisé et documenté, rendant son application plus facile. Généralement, l'expérimentateur synthétise *in-vitro* le sgRNA et commande les protéines Cas9 qui sont commercialisées par plusieurs compagnies. De plus, certaines lignées de moustiques Cas9, sont disponibles dans des laboratoires et pourraient être demandées directement aux chercheurs. L'un des plus grands défis est le faible taux de survie des embryons après micro-injection du *sgRNA* ou des deux (sgRNA et Cas9) en fonction des protocoles. Le taux de mortalité peut atteindre 90 % et la micro injection des embryons nécessite parfois plusieurs mois d'entrainement (Dong *et al.,* 2018). Tout récemment, une méthode innovante de CRISPR/Cas9 appelée ReMOT Control pour *Receptor-mediated Ovary Transduction of Cargo* a permis d'injecter les adultes d'*An. stephensi* au niveau des ovaires afin de permettre la transmission des caractères à la progéniture (Macias *et al.,* 2020). Les taux de survie ne sont pas augmentés exponentiellement par rapport à la micro-injection des embryons, mais la technique est plus facile à pratiquer et l'efficacité est augmentée en utilisant la saponine ou la chloroquine. Cette technique a été également utilisée chez *Ae. aegypti,* mais la durée entre les repas sanguins et la micro-injection influence l'efficacité (Macias *et al.,* 2020). Les mutants sont sélectionnés grâce à des fluorescences, des réactions en chaine de polymérase (PCR) et du séquençage. Les croisements permettent ensuite d'obtenir une lignée homozygote. Ainsi, la protéine 1 associée à la fibrinogène (FREP1) d'*An. gambiae* a été supprimée grâce à CRISPR/Cas9, permettant l'obtention des mutants

(KO FREP1). Ces derniers ont été obtenus en croisant une lignée transgénique Cas9 avec une lignée transgénique exprimant le *sgRNA* FREP1. Les promoteurs utilisés ont été respectivement Vasa2 et U6 chez la lignée Cas 9 et sgRNA. Ces KO FREP1 ont une réduction des infections à *P. falciparum* et *P. berghei*. En effet, en utilisant une forte gamétocytémie (0,1 %) lors des infections expérimentales, les prévalences de *P. falciparum* ont été respectivement de 98 % et 23 % chez les lignées sauvages et mutantes. La charge parasitaire a été réduite de 81 % (Dong *et al.,* 2018). La forte gamétocytémie, chez *P. berghei* a révélé des prévalences de 68 % chez les mutants et 100 % chez la souche sauvage. La charge parasitaire a été réduite de presque deux fois chez les mutants par rapport aux sauvages. Les KO FREP1, malgré un phénotype très intéressant contre les parasites du paludisme, avaient des caractères (*fitness cost* ou coût d'adaptation) qui les rendaient moins compétitifs par rapport aux lignées sauvages. Ces caractères ont été : une réduction du nombre d'anophèles gorgés lors des repas sanguins, une faible longévité après le repas sanguin, une faible fécondité, un faible taux d'éclosion, une réduction du nombre d'œufs et un ralentissement de la croissance. Sur cette dernière, pendant que les lignées sauvages étaient au stade larvaire 4, les mutants étaient encore au stade 2. Par contre, il n'y avait pas de différence entre la longueur des ailes des lignées sauvage et mutante (Dong *et al.*, 2018). Ces résultats démontrent l'efficacité du CRISPR/Cas pour obtenir des mutants lors des génomiques fonctionnelles et dans la lutte antivectorielle.

Cependant, des mécanismes de résistance peuvent handicaper l'approche CRISPR/Cas surtout si l'ARN guide est mal choisi. Il est donc important de faire du suivi chez plusieurs générations de moustiques et sur plusieurs années au laboratoire, avant tout essai dans la nature. En plus de ce problème de résistance, il existe des cibles indésirables (off-target) qui restent malgré les efforts de véritables difficultés dans l'implémentation de cette approche (James *et al.*, 2020). Nonobstant ses limites, le système CRISPR/Cas a de multiples applications, dont la paratransgénèse.

La paratransgénèse initiée dans les chapitres précédents est appliquée contre le paludisme en utilisant plusieurs microbes, dont les bactéries du genre *Pantoea*. Ainsi, la modification génétique de *Pantoea agglomerans*, afin qu'il transporte l'hémolysine d'*Escherichia coli*, entraine une réduction de plus de 90 % du développement de *P. falciparum* et *P. berghei* chez *An. gambiae*. La bactérie modifiée exprime des gènes anti-*Plasmodium* tels que le peptide SM1, la scorpine, Shiva1 et bien d'autres (Wang *et al.,* 2012).

Les bactéries *Asaia* sont également des candidats à la paratransgénèse contre le paludisme. Ces bactéries appartiennent à la famille des *Acetobacteraceae* qui sont des bactéries à gram négatif et aérobies, en forme de bâtonnet dont la température optimale de culture est de 30 °C. Ces bactéries sont naturellement présentes chez plusieurs espèces anophéliennes permettant de cibler plusieurs espèces. Par exemple, chez *An. stephensi,* vecteur asiatique du paludisme, *Asaia bogorensis* et *As. siamensis* sont les bactéries les plus abondantes et infectent les stades aquatiques et aériens sans distinction de sexe (Favia *et al.*, 2017). Lors des infections expérimentales, ces bactéries se répliquent et se disséminent dans les glandes salivaires et le tube digestif après trois semaines chez cet anophèle. Chez *An. stephensi*, ces bactéries du genre *Asaia* sont maintenues par transmission verticale et transmission vénérienne. Les études pilotes en condition partielle de terrain ou large cage mimant les conditions naturelles ont démontré que le génome d'*Asaia* portant une GFP s'infectait facilement à *An. gambiae* et *An stephensi*. Ces deux dernières espèces peuvent être infectées par des bactéries via du coton imbibé de sucrose (5 %). Les bactéries *Asaia* se répandent très rapidement dans la population anophélienne et 98 % de prévalence sont observées chez *An. gambiae* après 20 jours d'exposition. Les moustiques de sexe féminin ont une prévalence plus élevée en comparaison aux mâles (Mancini *et al.,* 2016). En outre, chez *An. stephensi*, Asaia diminue l'infection à *P. berghei* en induisant probablement des peptides antimicrobiens tels que la gambicine, la cécropine et la drosomycine (Capone *et al.,* 2013). Tous ces résultats confirment bien que les bactéries du genre *Asaia* sont des candidats paratransgéniques contre le paludisme. La prochaine étape pourrait consister à trouver un excellent gène anti-*Plasmodium* qui sera inséré dans le génome de cette bactérie pour renforcer son antagonisme aux parasites du paludisme. L'exploration du microbiome de nombreux moustiques devrait continuer afin d'identifier d'autres candidats à la paratransgénèse.

Après avoir identifié un excellent mutant ou transgène ou para-transgène et plusieurs tests au laboratoire, la prochaine étape consistera aux lâchers dans la nature. Les moustiques du genre *Ae. aegypti* portant un gène létal, ont été déjà relâchés aux îles Caïman afin de réduire la population vectrice d'arboviroses en engendrant une progéniture non viable. En effet, le taux de croisement entre les moustiques transgéniques et sauvages était supérieur à 50 % et le taux de mortalité chez la progéniture était de 98 % (Harris *et al.,* 2011). Malheureusement, ce lâcher mené par la compagnie Oxitec aux îles Caïman n'a pas été pérenne et a dû être abandonné à cause d'énormes coûts.

Dans cette même logique, les *Anopheles* génétiquement modifiés (AGMs) seront/ou ont été lâchés au Burkina Faso par *Target Malaria*. J'ai du mal à utiliser le passé ou le futur parce que malgré mes recherches, je n'ai jamais vu/obtenu de rapport sur ce lâcher. D'après plusieurs sources, *Target*

Malaria en collaboration avec des institutions locales et internationales, ont reçu un avis favorable de l'agence de biosécurité du Burkina Faso en 2018. Le succès d'une telle opération, inédite pour un pays en Afrique sub-saharienne, reposera sur une bonne propagation du gène d'intérêt dans l'environnement. Cela implique que ces anophèles modifiés devraient être assez robustes et fertiles pour bien se reproduire avec les populations sauvages. Des études entomologiques, parasitologiques et épidémiologiques permettront d'évaluer un tel projet avant et après le lâcher.

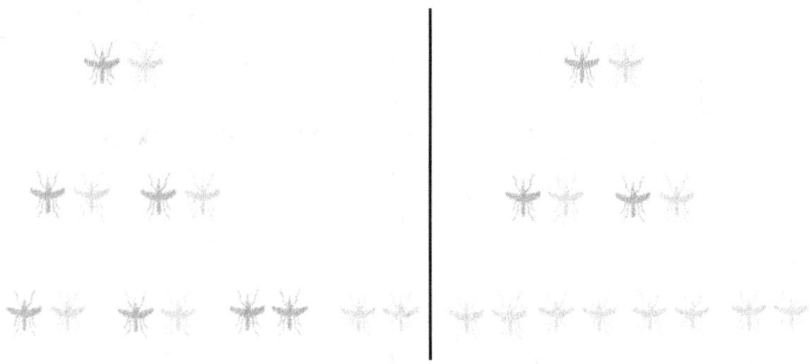

Figure 1 : Schématisation de la loi normale de Mendel (gauche) et le forçage génétique (droite). Le forçage génétique permet une transmission rapide des gènes mutants à la progéniture. Les mutants sont en jaune et les sauvages en gris.

Les spécialistes s'accordent sur le fait que le forçage génétique peut réduire durablement la transmission de plusieurs maladies. Mais, les craintes sur une transformation irréversible de la population visée sont énumérées. De plus, l'évaluation de cette approche devrait se faire sur la base des critères entomologiques et épidémiologiques. Sauf qu'il n'existe pas toujours une corrélation linéaire entre ces deux paramètres. Le taux d'inoculation entomologique peut diminuer sans que l'incidence de la maladie diminue. En outre, les effets allergiques chez les humains des transgènes peuvent être décelés plusieurs années après les lâchers des moustiques modifiés (James *et al.*, 2020).

L'autre limite du forçage génétique est le fait qu'il soit trop spécifique. Ainsi, le forçage génétique peut être appliqué à *Ae. aegypti* dans une région entrainant sa suppression ou réduction, mais la transmission d'arboviroses peut continuer à être assurée par *Ae. albopictus*. Cette observation est encore plus compliquée dans le cadre de la lutte contre le paludisme où la plupart des méthodes de forçage génétique sont faites chez *An. gambiae*. Pourtant dans plusieurs localités, cette espèce est en sympatrie avec plusieurs autres espèces vectrices, dont *An. paludis*, *An. ziemmani* et autres (Bigoga *et al.,* 2012 ; Tabue *et al.,* 2014). Par ailleurs, il faut également vérifier le phénotype avec plusieurs pathogènes. Dans le cas du paludisme au Cameroun, cela sera peut-être aisé puisque *P. falciparum* assure presque 90 % de la transmission et est l'espèce la plus dangereuse. Cependant, contre les arboviroses, la situation pourrait être plus compliquée au regard de la diversité des arbovirus. Autre limite des lâchers de moustiques est la localisation du pays ciblé.

En effet, le Cameroun étant un pays ayant des pays limitrophes du Nord au Sud et de l'Est à l'Ouest, il sera difficile de ne pas impacter les autres pays avec un lâcher de moustiques au regard de la dispersion et des migrations. Il est évident que les îles sont les meilleurs endroits pour ce type d'intervention. Néanmoins, en cas de nécessité, le choix de la localité devrait être très important pour des études pilotes. Un lâcher à grande échelle devrait être discuté avec les pays limitrophes.

Les problèmes d'éthique et légaux sont de véritables freins aux moustiques génétiquement modifiés (MGMs).

Les populations locales et certains scientifiques sont assez craintifs à l'idée de lâcher dans l'environnement des MGMs et cette crainte est renforcée par le manque de transparence qui entoure ces projets. Les populations pensent qu'« organismes génétiquement modifiés riment avec cancers ». Cela est lié aux mythes que les OGMs sont des causes de cancers (Touyz, 2013). Le seul moyen de lever ces ambiguïtés est la transparence et la communication. Les questions légales sont encore plus compliquées. A-t-on le droit de modifier un être vivant pour sauver des vies humaines ? Les débats sont interminables et les consensus devraient être trouvés entre les promoteurs des MGMs, les comités d'éthique et les populations locales. Face à ces multiples questions, il convient de trouver des alternatives aux MGMs.

7.2 Les organismes transfectés, alternatives aux organismes génétiquement modifiés

Au regard des limites des organismes génétiquement modifiés, des organismes transfectés seraient de véritables compléments ou alternatives. D'où la recherche des symbiotes qui peuvent réduire la transmission des pathogènes sans modification. Contre les arbovirus et les plasmodies, les bactéries du genre *Wolbachia* sont de prometteurs candidats, puisqu'elles sont naturellement présentes chez de multiples moustiques. Des études ont montré une efficacité contre plusieurs arbovirus et plasmodies (Moreira *et al.,* 2009 ; Gomes *et al.,* 2017). Au Brésil, des lâchers d'*Ae. aegypti* infectés à *Wolbachia* souche *wmel* effectués contre les arboviroses ont montré des résultats encourageants (Garcia Gde *et al.,* 2016). En plus de *Wolbachia,* d'autres bactéries pourraient être des candidats à la transfection chez les moustiques. Ainsi, l'exploration du microbiome des anophèles du Cameroun a permis d'isoler plusieurs espèces bactériennes dont

Escherichia coli, Serratia marcescens, Pseudomonas stutzeri. Ces trois dernières espèces réduisent d'au moins 30 % la prévalence et l'intensité des infections à *P. falciparum* chez *An. gambiae* (Tchioffo *et al.*, 2013).

Les champignons *Microsporidia* présents chez plusieurs espèces de moustiques pourraient également être des candidats à la transfection contre les maladies transmises par les moustiques. En effet, des *Microsporidia* phylogénétiquement et morphologiquement proches de *Crispospora chironomi* sont présents chez les populations sauvages d'*An. arabiensis*, membre du complexe *An. gambiae*. Au Kenya, la prévalence est entre 0 et 9 % avec un pic durant la saison des pluies et l'intensité est plus élevée chez *An. arabiensis* (Herren *et al.*, 2020). Chez cette dernière espèce, la transmission verticale varie entre 45 et 100 %, et il existe une corrélation positive entre l'intensité des *Microsporidia* et la prévalence dans la progéniture. Par contre, la corrélation est négative entre *Microsporidia* MB et l'intensité des oocystes/sporozoïtes de *P. falciparum* ce qui suggère un effet protecteur de ces champignons contre les parasites du paludisme. Cet effet protecteur serait dû à l'activation de l'immunité anti-parasitaire du moustique puisque des gènes immunitaires tels que la cécropine, la gambicine et autres sont sur-exprimés lors de l'infection à ces champignons (Herren *et al.*, 2020). En revanche, certaines infections à *Microsporidia* peuvent être dangereuses pour les vertèbres, particulièrement chez des personnes immunodéprimées. Pour cette raison, des symbiotes ne pouvant pas infecter l'homme devraient être priorisés comme candidats à des transfections. En outre, il est difficile de prévoir ou empêcher un potentiel transfert horizontal des endosymbiotes à d'autres espèces. D'où la priorité doit être faite à ceux qui sont bien caractérisés biologiquement.

Au-delà des aspects techniques à l'instar du génie génétique, de la biologie moléculaire et l'entomologie ; il n'y a pas d'école de formation dans ces domaines au Cameroun.

7.3 Ouverture des écoles spécialisées en entomologie médicale et vétérinaire

Il devient urgent d'avoir une filière entière ou une école en entomologie agricole et médicale au Cameroun. Cela se justifie par le fait que les maladies les plus fréquentes au Cameroun sont transmises par les moustiques et 80 % des Camerounais vivent de l'agriculture, soit en activité principale, soit en activité secondaire. Toutes les terres du Nord au Sud, de l'Est à l'Ouest se prêtent à au moins une culture. Les agronomes camerounais doivent surmonter plusieurs défis dont la résistance aux insecticides, les insectes ravageurs dans les plantations et après les récoltés (Nanfack-Minkeu *et al.,* 2015). Afin d'éviter d'exacerber des phénomènes comme la résistance aux insecticides, la collaboration entre l'entomologie agricole et médicale devrait être renforcée. Ce renforcement se justifie également par de multiples transferts de micro-organismes entre plantes et moustiques. En effet, les analyses métagénomiques de nombreux moustiques révèlent plusieurs virus de plantes (Fauver *et al.,* 2016 ; Belda et al., 2019).

En ce qui concerne l'entomologie médicale, sa nécessité n'est plus à démontrer puisque le paludisme, maladie la plus meurtrière au Cameroun est transmise par un moustique appelé anophèle femelle. Le paludisme fait de nombreux morts dans toutes les régions du Cameroun. De plus, il faut ajouter des morts ou des malades non diagnostiqués des filarioses lymphatiques, des arboviroses comme la fièvre jaune, l'O' nyong nyong. Au Cameroun, chaque formation sanitaire devrait avoir un responsable en entomologie médicale. Ce dernier devrait travailler en étroite collaboration avec les cliniciens pour mieux anticiper les épidémies d'arbovirus ou de paludisme. Ainsi, la surveillance de la population culicidienne devrait être accentuée et les pics de densité devraient être enregistrés. Les professionnels de l'entomologie doivent avoir au moins une licence, c'est-à-dire un baccalauréat (BAC) plus trois années d'étude supérieure. Une licence en entomologie devrait comporter un stage d'au moins 3 moins sur le terrain ou au laboratoire, des notions d'identification, de systématique/taxonomie, de physiologie de nombreux insectes, de géographie, de collecte des données (Excel, EpiInfo et autres outils), de capture des larves et adultes, de conservation des spécimens aquatiques et adultes. Ces licenciés en entomologie doivent avoir une parfaite connaissance de la morphologie du moustique. Ce cycle de licence doit être au moins de trois ans, et clôturé par une soutenance publique. La licence devrait être complémentée par un master en entomologie. Les notions abordées devraient être la biologie et biochimie du moustique, la biologie moléculaire, la génétique des populations, la résistance aux insecticides, les moyens de lutte autre que les insecticides, l'écologie, les pathogènes transmis, la sociologie, et l'anthropologie. Enfin, la cerise sur le gâteau serait la formation des docteurs/PhD en entomologie pour encadrer ces techniciens (BAC +3) et ingénieurs (BAC +5). Au Cameroun, Il existe des entomologistes, mais uniquement dans quelques centres de recherche et universités. Il est indispensable d'augmenter le nombre d'entomologistes. Étant donné le coût élevé des formations doctorales, le Cameroun peut former des docteurs/PhD périodiquement ; tous les trois ans ou plus en fonction du besoin. Le Cameroun devrait avoir une banque génomique de toutes ses espèces de moustiques et des pathogènes transmis afin de faciliter les analyses génomiques. Cette filière d'entomologie est abordée en détail dans l'ouvrage traitant des réformes universitaires au Cameroun (Nanfack-Minkeu, 2020). En plus de l'entomologie médicale, il y a l'entomologie vétérinaire qui est la plus négligée au Cameroun ou presque inexistante. Il est assez difficile dans un pays où les humains n'ont pas de quoi manger de penser aux animaux. Mais cela devient indispensable de le faire parce que ces animaux sont des amis des Hommes. En outre, les animaux sont des réservoirs ou des hôtes des pathogènes transmis par les moustiques. L'un des exemples est le virus de la fièvre de la vallée du rift dont la prévalence est élevée chez les personnes manipulant le sang des animaux ou étant en étroit contact avec les animaux (Msimang *et al.*, 2019). Plusieurs pathogènes émergents ont des semblables chez des animaux. Les évolutionnistes estiment que certains pathogènes de l'homme auraient fait partie du microbiome des animaux avant d'infecter les humains. La proximité entre animaux et Hommes aurait permis une évolution de ces pathogènes et une traversée des barrières inter-espèces. Par exemple, lors de l'épidémie de coronavirus de 2019-2020, les virologistes ont été frappés par la ressemblance entre les coronavirus humains et animaux, ce qui suggérait une adaptation à plusieurs hôtes.

Plusieurs pays en Afrique ont déjà des filières d'entomologie ou des masters en entomologie. Il s'agit de Madagascar, du Benin et de la Côte d'Ivoire. Certains pays ont dû fermer ces formations par manque de moyen. Le Cameroun devrait se rapprocher de ces pays pour parfaire les formations en entomologie et l'adapter à son contexte. Le financement de ces filières est un véritable défi. D'où la nécessité de former des personnes qui permettront un retour sur investissement. En plus de financer les programmes de lutte, les organisations internationales et l'état du Cameroun devraient financer les filières d'entomologie. D'autres sources de financement devraient également être recherchées lors de la mise en place d'un éventuel projet.

Conclusion

Face au manque de vaccin, aux résistances des pathogènes aux médicaments et des vecteurs aux insecticides ; les organismes trans-infectés représentent des sources alternatives d'une lutte fiable et pérenne contre les moustiques. De plus, ces organismes peuvent être complémentés aux organismes génétiquement modifiés dont le forçage génétique permet une rapide transmission dans l'environnement. Ces approches innovantes devraient faire l'objet d'un consensus entre tous les acteurs, et les populations locales devraient être des acteurs majeurs. L'opacité entourant les méthodes innovantes, dont la mutagenèse et la para-transgénèse, a installé une réticence et des craintes chez certaines profanes. Les études pilotes permettront une meilleure évaluation de ces approches, surtout au regard de multiples limites évoquées. Les défis sont énormes afin de pouvoir mettre en place ces méthodes au Cameroun et cela pourrait se faire dans plusieurs années. Il est donc nécessaire de se préparer en formant davantage des entomologistes via des filières ou écoles spécialisées.

Références

Belda E, Nanfack-Minkeu F, Eiglmeier K, Carissimo G, Holm I, Diallo M, Diallo D, Vantaux A, Kim S, Sharakhov IV, Vernick KD. 2019. De novo profiling of RNA viruses in Anopheles malaria vector mosquitoes from forest ecological zones in Senegal and Cambodia. *BMC Genomics*, 20(1):664.

Bigoga JD, Nanfack Minkeu F, Awono-Ambene PH, Patchoké S, Atangana J, Otia VS, Fondjo E, Moyou RS, Leke RG. 2012. Seasonal prevalence of malaria vectors and entomological inoculation rates in the rubber cultivated area of Niete, South Region of Cameroon. *Parasites & Vectors*, 10;5:197.

Capone A, Ricci I, Damiani C, Mosca M, Rossi P, Scuppa P, Crotti E, Epis S, Angeletti M, Valzano M, Sacchi L, Bandi C, Daffonchio D, Mandrioli M, Favia G. 2013. Interactions between Asaia, Plasmodium and Anopheles: new insights into mosquito symbiosis and implications in malaria symbiotic control. *Parasites & vectors*, 6, 182.

DiCarlo JE, Chavez A, Dietz SL, Esvelt KM, Church GM. 2015. Safeguarding CRISPR-Cas9 gene drives in yeast. *Nature Biotechnology,* 33(12):1250-1255.

Dong Y, Simões ML, Marois E, Dimopoulos G. 2018. CRISPR/Cas9 -mediated gene knockout of Anopheles gambiae FREP1 suppresses malaria parasite infection. *PLoS Pathogens*, 14(3):e1006898.

Engel LS, Werder E, Satagopan J, Blair A, Hoppin JA, Koutros S, Lerro CC, Sandler DP, Alavanja MC, Beane Freeman LE. 2017. Insecticide Use and Breast Cancer Risk among Farmers' Wives in the Agricultural Health Study. *Environmental Health Perspectives*, 125(9):097002.

Fauver JR, Grubaugh ND, Krajacich BJ, Weger-Lucarelli J, Lakin SM, Fakoli LS 3rd, Bolay FK, Diclaro JW 2nd, Dabiré KR, Foy BD, Brackney DE, Ebel GD, Stenglein MD. 2016. West African Anopheles gambiae mosquitoes harbor a taxonomically diverse virome including new insect-specific flaviviruses, mononegaviruses, and totiviruses. *Virology,* 498:288-299.

Favia G, Ricci I, Damiani C, Raddadi N, Crotti E, Marzorati M, Rizzi A, Urso R, Brusetti L, Borin S, Mora D, Scuppa P, Pasqualini L, Clementi E, Genchi M, Corona S, Negri I, Grandi G, Alma A, Kramer L, Esposito F, Bandi C, Sacchi L, Daffonchio D. 2007. Bacteria of the genus Asaia stably associate with Anopheles stephensi, an Asian malarial mosquito vector. *Proceedings of the National Academy of Sciences of the United States of America*, 104, 9047-9051.

Garcia Gde A, Dos Santos LM, Villela DA, Maciel-de-Freitas R. 2016. Using Wolbachia Releases to Estimate Aedes aegypti (Diptera: Culicidae) Population Size and Survival. *PLoS One,* 11(8):e0160196.

Gilgenkrantz H. 2014. La révolution des CRISPR est en marche. *médecine*/sciences, 30(12):1066-9.

Gomes FM, Hixson BL, Tyner MDW, Ramirez JL, Canepa GE, Alves E Silva TL, Molina-Cruz A, Keita M, Kane F, Traoré B, Sogoba N, Barillas-Mury C. 2017. Effect of naturally occurring *Wolbachia* in *Anopheles gambiae s.l.* mosquitoes from Mali on *Plasmodium falciparum* malaria transmission. *Proceedings of the National Academy of Sciences of the United States of America*, 114(47):12566-12571.

Harris AF, Nimmo D, McKemey AR, Kelly N, Scaife S, Donnelly CA, Beech C, Petrie WD, Alphey L. 2011. Field performance of engineered male mosquitoes. *Nature Biotechnology,* 29(11):1034-7.

Herren JK, Mbaisi L, Mararo E, Makhulu EE, Mobegi VA, Butungi H, Mancini MV, Oundo JW, Teal ET, Pinaud S, Lawniczak MKN, Jabara J, Nattoh G, Sinkins SP. 2020. A microsporidian impairs Plasmodium falciparum transmission in Anopheles arabiensis mosquitoes. *Nature Communication*, 11(1):2187.

James SL, Marshall JM, Christophides GK, Okumu FO, Nolan T. Toward the Definition of Efficacy and Safety Criteria for Advancing Gene Drive-Modified Mosquitoes to Field Testing. 2020. *Vector-Borne and Zoonotic Diseases*, 20(4):237-251.

Macias VM, McKeand S, Chaverra-Rodriguez D, Hughes GL, Fazekas A, Pujhari S, Jasinskiene N, James AA, Rasgon JL. 2020. Cas9-Mediated Gene-Editing in the Malaria Mosquito *Anopheles stephensi* by ReMOT Control. *G3* (Bethesda), 10(4):1353-1360.

Mancini MV, Spaccapelo R, Damiani C, Accoti A, Tallarita M, Petraglia E, Rossi P, Cappelli A, Capone A, Peruzzi G, Valzano M, Picciolini M, Diabaté A, Facchinelli L, Ricci I, Favia G. 2016. Paratransgenesis to control malaria vectors: a semi-field pilot study. *Parasites & Vectors*, 9:140.

Moreira LA, Iturbe-Ormaetxe I, Jeffery JA, Lu G, Pyke AT, Hedges LM, Rocha BC, Hall-Mendelin S, Day A, Riegler M, Hugo LE, Johnson KN, Kay BH, McGraw EA, van den Hurk AF, Ryan PA, O'Neill SL. 2009. A Wolbachia symbiont in Aedes aegypti limits infection with dengue, Chikungunya, and Plasmodium. *Cell*, 139(7):1268-78.

Msimang V, Thompson PN, Jansen van Vuren P, Tempia S, Cordel C, Kgaladi J, Khosa J, Burt FJ, Liang J, Rostal MK, Karesh WB, Paweska JT. 2019. Rift Valley Fever Virus Exposure amongst Farmers, Farm Workers, and Veterinary Professionals in Central South Africa. *Viruses*, 11(2):140.

Nanfack-Minkeu F, Dongmo Zangue Y et Fogang Mba AR. 2015. Les insectes impliqués dans les pertes post-récolte des céréales au Cameroun : méthodes actuelles de lutte et perspectives offertes par la transgénèse. *International Journal Biological Chemical Sciences*, 9(3): 1630-1643.

Nanfack-Minkeu F. 2020. Recrutement spécial des docteurs/PhDs de 2019 à 2021 au Cameroun. Enseignement supérieur camerounais et l'urgence des reformes. *Éditions universitaires européennes,* ISBN : 978-620-2-54788-8, 108 p.

Tabue RN, Nem T, Atangana J, et al. 2014. Anopheles ziemanni a locally important malaria vector in Ndop health district, north west region of Cameroon. *Parasites & Vectors*, 7:262.

Tchioffo MT, Boissière A, Churcher TS, Abate L, Gimonneau G, Nsango SE, Awono-Ambéné PH, Christen R, Berry A, Morlais I. 2013. Modulation of malaria infection in Anopheles gambiae mosquitoes exposed to natural midgut bacteria. *PLoS One*, 8(12):e81663.

Touyz LZ. 2013. Genetically modified foods, cancer, and diet: myths and reality. *Current Oncology*, 20(2):e59-61.

Wang S, Ghosh AK, Bongio N, Stebbings KA, Lampe DJ, Jacobs-Lorena M. 2012. Fighting malaria with engineered symbiotic bacteria from vector mosquitoes. *Proceedings of the National Academy of Sciences of the United States of America*, 109, 12734-12739.

Conclusion générale

Les objectifs de ce livre étaient de mettre à la disposition des lecteurs francophones des informations à jour concernant les moustiques présents et identifiés au Cameroun, de mieux comprendre la biologie de ces moustiques et les mécanismes de transmission des maladies qu'ils transmettent, de mettre un accent sur les vecteurs secondaires de ces maladies et d'exposer des moyens complémentaires pour combattre ces insectes et interrompre la transmission des maladies.

Il ressort de cet ouvrage que la faune culicidienne au Cameroun est peu étudiée et par conséquent, les prochaines études devraient s'articuler sur les vecteurs secondaires et primaires de toutes les maladies identifiées dans le pays et sans exception. Il s'agira surtout d'investiguer sur leur implication dans la transmission de nouvelles infections et dans l'apparition des foyers épidémiques. Les vecteurs les plus décrits sont ceux du paludisme ou anophèles dont les espèces majeures au Cameroun appartiennent à quatre complexes ou groupes : *Anopheles gambiae*, *An. funestus*, *An. nili* et *An. moucheti*. Les anophèles sont très étudiés à cause de la forte endémicité du paludisme qui représente la première cause de morbidité et de mortalité à travers tout le territoire national.

Malgré cette forte endémicité du paludisme et son fort impact socio-économique, les autres infections dites négligées et transmises par les moustiques devraient bénéficier de la même attention que celle accordée au paludisme afin de mieux contrôler leur expansion et limiter les cas. La rareté des études sur les filarioses et les arboviroses a pour conséquence le manque d'information sur les moustiques vecteurs impliqués dans leurs transmissions, ainsi qu'une sous-estimation de leurs incidences. De plus, certains vecteurs du paludisme sont également impliqués dans la transmission des arboviroses (virus O'nyong nyong) et des filarioses. Le virus O' nyong nyong (VONN) est le plus connu des arbovirus transmis par les anophèles. Ce virus circule insidieusement chez les humains au Cameroun et sans être détecté chez les anophèles (Chap. 3). En outre, les cas de coïnfection VONN-*Plasmodium* ont été signalés chez des Sénégalais. Par conséquent, la présence de cette coinfection reste également possible au Cameroun où circulent les deux pathogènes. De plus, l'impact de cette coïnfection reste inconnu et les stratégies d'intervention restent évasives. Les investigations sont requises pour évaluer les risques de comorbidité, et devraient être extrapolées à d'autres infections du même genre qui partagent la même distribution géographique. À titre d'exemple, les vecteurs majeurs de la fièvre jaune, *Aedes aegypti* et *Ae. Albopictus*, sont également vecteurs de nombreuses autres arboviroses comme la dengue et le Zika. Ces deux vecteurs sont présents au Cameroun et leur implication devrait être étudiée dans la transmission d'autres arboviroses. Alors qu'il existe un vaccin contre la fièvre jaune, il n'en existe pas contre certaines arboviroses, les filarioses et le paludisme. Malgré une pathogénicité variable, ces infections sont toutes transmises par les moustiques qui sont parfois du même genre ou de la même espèce ; ce qui devrait favoriser le développement ou le renforcement des outils de lutte intégrée contre ces insectes. Dans ce cas, ces maladies vectorielles devraient toutes porter la même attention avec un système de surveillance systématique. Cela signifie que si les interventions dépendent de la pathogénicité de la maladie, la surveillance devrait être systématique et intégrée.

Concernant les filarioses, nous n'avons pas pu identifier les véritables vecteurs au Cameroun ; bien que son environnement regorge de nombreux potentiels vecteurs. En effet, les moustiques du genre *Culex* qui pullulent au Cameroun sont de potentiels vecteurs de filarioses. Des études parasitologiques ont montré une variation de la prévalence des filarioses en fonction des localités camerounaises. Cette variation n'est pas une spécificité des filarioses puisque la prévalence des arboviroses varie également en fonction de plusieurs facteurs dont la localité, la physiologie de la population et les caractéristiques des insectes vecteurs.

La lutte contre le paludisme, les arboviroses et les filarioses, repose en grande partie sur l'utilisation d'insecticides. Face aux multiples problèmes des insecticides sur l'environnement, la biodiversité et la santé humaine, des méthodes alternatives et innovantes devraient être explorées. Ces méthodes peuvent être la paratransgénèse, la transgénèse et la transfection. La paratransgénèse est spécifique et ne présente pas d'impact négatif sur l'environnement comme les insecticides chimiques. Elle consiste en l'utilisation des symbiotes génétiquement modifiés d'insectes contre eux ou des pathogènes qu'ils transmettent. L'utilisation des symbiotes sans modification est la transfection et semble être la plus acceptée par l'opinion publique. En effet, il existe une certaine réticence vis-à-vis des méthodes de modification comme la transgénèse et la paratransgénèse. Cet ouvrage encourage l'étude des virus spécifiques d'insectes (VSIs) qui représentent de potentiels candidats de transfection et de paratransgénèse virale. Ces VSIs sont des symbiotes naturels d'insectes et sont incapables d'infecter les humains. Plusieurs VSIs ont montré des résultats encourageants contre les moustiques, vecteurs de maladies. Ils agissent en réduisant la densité des vecteurs via une forte mortalité ou une réduction des progénitures. En outre, de nombreux VSIs ont été découverts chez certains moustiques collectés au Cameroun. Le virome de tous les insectes présents au Cameroun devrait être exploré afin de faire une différence entre les VSIs et les virus pathogènes aux humains. Un autre avantage des VSIs est qu'ils peuvent être étudiés dans des laboratoires de niveau 1 qui respectent le minimum des règles microbiologiques et qui cadrent bien avec les manques de ressources dont font face les pays endémiques.

Le manque de ressources humaines et d'infrastructures contribue également à la pérennité des maladies transmises par les moustiques au Cameroun. Afin de combler ce déficit, les autorités camerounaises devraient construire une école d'entomologie dédiée à l'entomophagie, l'entomologie médicale et l'entomologie agricole. Un laboratoire de niveau 3 est nécessaire pour étudier certains arbovirus.

Cet ouvrage m'a permis de trouver quelques réponses à mes questions. Des études de terrain m'informeront davantage sur les problématiques non élucidées. Ces études de terrain devraient inclure des projets d'entomologie, de parasitologie, de virologie, de bactériologie, de sociologie, d'anthropologie et autres disciplines. Il s'agira principalement des études fondées sur le concept « One Health » et qui sont nécessaires pour établir le lien entre la santé humaine, l'environnement et les autres organismes qui cohabitent cet environnement. La lutte contre les moustiques doit être abordée sous un angle pluridisciplinaire en s'appuyant sur les spécificités de chaque maladie. Au-delà des aspects techniques, le financement des travaux de recherche doit être repensé au Cameroun. Jusqu'à nos jours, la plupart des travaux de recherche menés au Cameroun reçoivent des financements étrangers avec des exigences et priorités étrangères, entrainant parfois un faible impact national. L'état du Cameroun devrait davantage s'intéresser à la recherche et à la vulgarisation des travaux de recherche, non pas seulement pour garantir la santé de ses populations, mais aussi pour accentuer son développement économique. Cette vulgarisation pourrait passer par des émissions télévisées à propos des travaux de recherche, le financement d'articles et d'ouvrages de recherche écrits en langue officielle et locale, l'organisation des conférences ouvertes au grand public et aux autres activités.

Table des matières

Structures éditoriales du groupe L'Harmattan

L'Harmattan Italie
Via degli Artisti, 15
10124 Torino
harmattan.italia@gmail.com

L'Harmattan Hongrie
Kossuth l. u. 14-16.
1053 Budapest
harmattan@harmattan.hu

L'Harmattan Sénégal
10 VDN en face Mermoz
BP 45034 Dakar-Fann
senharmattan@gmail.com

L'Harmattan Cameroun
TSINGA/FECAFOOT
BP 11486 Yaoundé
inkoukam@gmail.com

L'Harmattan Burkina Faso
Achille Somé – tengnule@hotmail.fr

L'Harmattan Guinée
Almamya, rue KA 028 OKB Agency
BP 3470 Conakry
harmattanguinee@yahoo.fr

L'Harmattan RDC
185, avenue Nyangwe
Commune de Lingwala – Kinshasa
matangilamusadila@yahoo.fr

L'Harmattan Congo
67, boulevard Denis-Sassou-N'Guesso
BP 2874 Brazzaville
harmattan.congo@yahoo.fr

L'Harmattan Mali
ACI 2000 - Immeuble Mgr Jean Marie Cisse
Bureau 10
BP 145 Bamako-Mali
mali@harmattan.fr

L'Harmattan Togo
Djidjole – Lomé
Maison Amela
face EPP BATOME
ddamela@aol.com

L'Harmattan Côte d'Ivoire
Résidence Karl – Cité des Arts
Abidjan-Cocody
03 BP 1588 Abidjan
espace_harmattan.ci@hotmail.fr

Nos librairies en France

Librairie internationale
16, rue des Écoles
75005 Paris
librairie.internationale@harmattan.fr
01 40 46 79 11
www.librairieharmattan.com

Librairie des savoirs
21, rue des Écoles
75005 Paris
librairie.sh@harmattan.fr
01 46 34 13 71
www.librairieharmattansh.com

Librairie Le Lucernaire
53, rue Notre-Dame-des-Champs
75006 Paris
librairie@lucernaire.fr
01 42 22 67 13

www.ingramcontent.com/pod-product-compliance
Lightning Source LLC
LaVergne TN
LVHW010921061026
849535LV00007B/2173
* 9 7 8 2 3 4 3 2 4 1 1 1 1 *